U0346805

癌症病人的生活质量取决
于家庭照护的精准度

癌症家庭照护简书

得了**乳腺癌**该怎么办

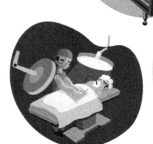

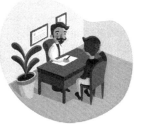

主 编 ◎ 聂建云 杨寿涛

- 乳腺癌针对性预防
- 乳腺癌临床表现、科学应对
- 乳腺癌治疗、日常护理
- 乳腺癌常见疑问、误区解答

 云南出版集团

YNK 云南科技出版社

·昆 明·

图书在版编目（CIP）数据

得了乳腺癌该怎么办 / 聂建云, 杨寿涛主编. -- 昆明 : 云南科技出版社, 2022.9
ISBN 978-7-5587-3157-0

Ⅰ.①得… Ⅱ.①聂… ②杨… Ⅲ.①乳腺癌—防治 Ⅳ.①R737.9

中国版本图书馆CIP数据核字（2020）第240157号

得了乳腺癌该怎么办
DELE RUXIAN'AI GAI ZENMEBAN
聂建云　杨寿涛　主编

出 版 人：温　翔
策　　划：高　亢
责任编辑：唐坤红　洪丽春　曾　芫　张　朝
助理编辑：龚萌萌
封面设计：肖树华
责任校对：张舒园
责任印制：蒋丽芬

书　　号：ISBN 978-7-5587-3157-0
印　　刷：昆明瑆煜印务有限公司
开　　本：889mm×1194mm　1/32
印　　张：3.875
字　　数：98千字
版　　次：2022年9月第1版
印　　次：2022年9月第1次印刷
定　　价：28.00元

出版发行：云南出版集团　云南科技出版社
地　　址：昆明市环城西路609号
电　　话：0871-64114090

编　委　会

序

乳腺癌作为女性常见的恶性肿瘤疾病之一，在世界许多国家或地区，其发病率居妇女恶性肿瘤疾病之首，严重危害着女性身心健康，并给社会和家庭生活造成严重影响，被称为"红颜杀手"。

一方面，随着医学的发展，人们对乳腺癌的认知逐渐深入，诊治指南逐年更新，诊断水平不断提高，治疗手段日益丰富，乳腺癌患者的预后得以不断改善，获得了越来越长的无瘤生存期；另一方面，由于种种原因，乳腺癌的发病率呈逐年上升趋势。这两方面的累积效应，导致乳腺癌患者基数不断扩大，关注乳腺癌相关问题，例如乳腺癌患病原因、患病以后的相关治疗、随访、康复、预防等，成了一个比较凸显的社会现象。

编者通过参阅大量国内外文献，结合多年的工作经验，针对乳腺癌患者及健康人群经常提问的热点话题，从乳腺癌预防、检查、临床表现、手术、化疗、靶向治疗、内分泌治疗、心理调节、副反应管理、护理康复、随访复查等多方面，以问答的形式，从患者及家属的角度深入浅出地介绍了乳腺癌相关知识，为读者提供通俗易懂的科普知识，相信能够很大程度解决患者困惑，给广大乳腺癌患者带来切实有益的帮助和指导。

本书编写以创新性、科学性为宗旨，贴近读者生活实际，具有一定的实用性、指导性，不失为广大乳腺癌患者及临床医务人员的良师益友。

南京医科大学第一临床医学院副院长

中国临床肿瘤学会（CSCO）常务理事

CSCO 患者教育专家委员会候任主任委员

CSCO 乳腺癌专家委员会副主任委员

目　录

临床表现疑问篇

生活心理调节疑问篇

围手术疑问篇

治疗疑问篇

得了乳腺癌该怎么办

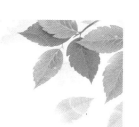

日常疑问篇

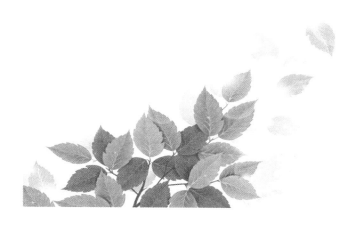

花钱按摩乳房可以治疗乳房疾病和丰胸吗？

目前，大多数美容院的按摩都宣称基于中医活血化瘀的理论，能"化"掉包块，或者治疗增生，甚至预防乳腺癌。然而现在没有任何研究可以证明这些按摩对乳腺有帮助。首先，对于常见乳腺疾病，比如纤维腺瘤、乳腺增生等，光靠按摩绝对不可能消除，连缓解作用都无法达到，更别提治疗作用。其次，对于乳腺癌，按摩后肿瘤细胞会受到刺激，生长将会加快，可能会增加肿瘤细胞进入血管或者淋巴管的概率，导致癌细胞的转移加快，或者包块变大。

另外，乳房按摩同样不能丰胸。一些女性通过按摩感觉自己乳房变得丰满，其实是按摩导致的局部组织肿胀。目前公认能让乳房变大的方法除了手术植入假体以及注射脂肪外，只有使用激素类（雌激素、孕激素等）药物。但使用激素类药物会明显增加乳腺癌的发病率，因此医生并不建议使用。

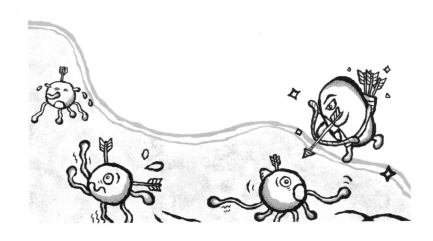

对于哺乳期的女性常常遇到乳管不通而导致乳汁淤积的问题。通过乳房按摩确实能达到乳管畅通，乳汁顺利排出的作用。但乳管分布是以乳头为中心轮状分布的，因此按摩要从外周向乳头方向推挤。目前我国还没有通乳师的正规认证过程，因此需要尽量选择经过培训的通乳师。

（聂建云　段佳君）

 有哪些保存年轻乳腺癌患者生育能力的方法？

1.应用促性腺激素释放激素类似物（GnRHa）

应用促性腺激素释放激素类似物（GnRHa）降调卵巢功能，可使卵巢分泌功能降至绝经后水平，减少卵巢组织血供，抑制卵巢细胞发育，从而减少卵母细胞暴露于化疗药物的机会，间接减轻了药物的毒性。目前缺乏关于这类药物的卵巢保护作用的大样本、前瞻性研究。

2.胚胎冷冻保存法的相关技术（试管婴儿技术）

该技术在临床应用已经近30余年，但前提条件是乳腺癌患者的肿瘤治疗必须延后，以取得足够量的卵子。促性腺激素释放激素类似物能够使乳腺癌患者获得更多数量的卵母细胞，使雌激素水平更低，是乳腺癌患者理想的促排卵方案。

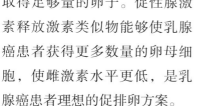

3.卵母细胞冷冻保存

多个成熟卵母细胞的获得须通过FSH刺激来获取，通常1位患者只有1次获取机会。迄今为止，全世界冷冻卵母细胞复苏后，成功妊娠分娩的婴儿不足1000例。因此，目前该方法保存生殖功能的价值有限。

4.卵巢组织冷冻保存

卵巢组织冷冻保存是一项进展迅速的低温冷冻技术，从理论上讲是最理想的生殖功能保存方法，其优点有：①可以一次保存大量未成熟卵母细胞；②经腹腔镜或超声活检获取卵巢皮质，不延误疾病治疗，无须促排卵；③唯一适用于青春期女性的技术。目前该方法尚处于实验阶段，主要有程序化慢速冷冻和玻璃化冷冻两种方法。

对于已婚患者，可首选胚胎冷冻法保存自身的生育功能，但肿瘤治疗则要延后2~5周，加之促排卵引起一过性雌激素水平增高，对雌激素受体阳性的患者具有一定风险。对于未婚患者，卵母细胞或是卵巢组织冷冻均是可行的办法，但成功率较低。而病情治疗不能延后的患者，唯一可行的便是卵巢组织冷冻，但仅适用于40岁以下的患者，以上方法均需要医学伦理委员会的审批才能实施。

（聂建云　段佳君）

3 乳腺癌手术后，有必要佩戴义乳吗？

乳腺癌患者行全乳切除后，因身体长期不平衡可导致患者脊柱弯曲、肩膀倾斜、肌肉萎缩等。为弥补因手术造成的身体缺陷，避免因身体的不平衡而导致身体畸形，帮助患者恢复原有的体态，重塑女性的优美曲线，增加患者的自信心，术后需要佩戴义乳，以达到身体平衡。这样也可以暂时缓解患者因乳房重建术的痛苦和等待，增加患者穿衣时的舒适感。因此，建议行全乳切除术的患者于手术伤口愈合后，及时佩带义乳。

术后初期或放化疗期间，患者可暂时选用无重量的海绵义乳佩戴。术后2~3个月，胸部伤口完全愈合后，就可以选择合适的硅胶义乳配戴，但应注意，放疗期间，因局部皮肤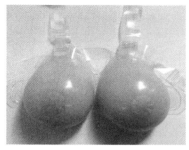反应较大，不建议佩戴义乳，得放疗结束，皮肤完全恢复后，再进行佩戴。

佩戴合适的硅胶义乳，其重量与对侧的乳房组织重量相近，从而达到维持身体平衡的作用。既填补了患者患侧胸部的缺损，同时，硅胶义乳的弹性能缓冲外部力量，防止外力对患侧胸部的伤害，可有效起到保护患侧胸部的作用。硅胶义乳的温度还可随着人体体温的变化而变化，与佩戴者的体温保持一致，不会有冰冷的异物感。佩戴硅胶义乳不会发生任何植入性假体的副作用，佩戴者可以参加任何社会活动，帮助乳腺癌患者提高全乳切除术后生理、心理、社会康复的自信心。

有追求完美主义的患者还可以选择3D定制义乳，3D定制义乳采用三维结构扫描技术，由专业的技师纯手工制作完成。具有扫描量身定制（义乳背部与伤口形状吻合），按照实体—伤口创面建模，1比1三维立体打印，触感逼真（柔软度接近真实乳房，有血管再现和痣），协调对称的优势。最大的优势是无须手术便可获得完美逼真的乳房。缺点是用特别胶水黏合于内壁皮肤，有脱胶脱落的可能。

（李碧秀　杨靖）

4　哪些食物会增加患乳腺癌的风险？

说起癌症，大家都是"谈癌色变"，特别是占女性癌症发病率第一的乳腺癌。俗话说防大于治，我们是否能从日常生活中来预防呢？哪些食物会增加患乳腺癌的风险呢？

会增加患乳腺癌风险的食物，主要还是与雌激素有关。一是高脂肪、高热量的食物。比如动物油脂，这一类东西会提升我们体内的脂肪含量，导致肥胖，增加体内雌激素。二是胎盘类制品，包括胎盘类药品、胎盘类保养品、胎盘类化妆品等。很多人为了变漂亮，防止衰老，会使用一些像人胎盘脂多糖注射液、人胎盘组织液、人胎盘冻干因子等，在美丽的同时可能会因激素水平的改变而引发乳腺癌。三是不明成分的保健品，很多针对女性的保健品中含有高浓度的雌激素，如长期过量服用，会造成女性的内分泌、生理周期紊乱，甚至会导致不孕不育。

相关研究论实，乳腺癌与饮食习惯有一定相关性。多吃蔬菜水果、五谷杂粮，木耳、薯类、蘑菇等菌类食品，养成健康的饮食习惯，可以降低各种癌症发生的概率。

（杨寿涛　普永丽）

5　乳腺癌与豆制品、蜂王浆有什么关系？

传说豆制品和蜂王浆的成分里有类似雌激素的成分。在临床工作中很多病人都会问，都说雌激素高与乳腺癌有关系，得了乳腺癌还能吃豆制品吗？还能喝蜂王浆吗？让我们一一解开谜团。首先我们必须明确乳腺癌与雌激素的相关性：雌激素是一种内源性激素，它能维持女性的容貌、正常的月经周期及生育功能，以及骨骼的健康。乳腺癌是激素依赖性肿瘤，若雌激素水平升高，会延长雌激素对乳腺上皮的刺激，改变体内内分泌环境，导致细胞恶变，诱发乳腺癌的发生。研究表明，内源性或外源性的雌激素升高可使乳腺癌发病率明显增加。那么豆制品和蜂王浆中是否含有诱发乳腺癌发生相关的雌激素呢？

一、豆制品与乳腺癌的关系

豆制品中的异黄酮类物质是一种植物雌激素，与雌激素具有相似的结构，但植物雌激素不等同于人体内源性雌激素，它具有抗氧化、降血脂、调节雌激素，抗肿瘤的作用，与乳腺癌密切相关。

豆制品中的异黄酮对体内雌激素具有平衡的作用，它可以根据体内雌激素高低的水平，对体内雌激素活性呈现促进或抑制作用。当体内雌激素水平低时，大豆异黄酮能发挥补充雌激素水平的作用，而当体内雌激素水平偏高时，大豆异黄酮与体内雌激素竞争雌激素受体，使其降低。因此大豆及豆制品只含有与雌激素结构类似的植物源性的雌激素，对体内雌激素可进行双向调节，而并非单纯的增加体内雌激素的量来刺激乳腺上皮产生肿瘤，相反大豆异黄酮的这一作用还保护了人体内分泌环境的平衡与稳定。

大豆及豆制品许多成分都有抗癌的作用，比如异黄酮、特别是金雀异黄素，可抑制雌激素水平，抑制乳腺内皮细胞转换为癌细胞，抑制新生血管形成，抑制肿瘤细胞生长和运动，诱导肿瘤细胞凋亡，增强抑癌基因表达等。相关研究也表明豆制品对乳腺癌患者或是预防乳腺癌的发生都是有益的。

二、蜂王浆与乳腺癌的关系

蜂王浆是哺育工蜂的咽下腺和上颚腺等腺体分泌的、只用于饲喂蜂王和3日龄以内工蜂、雄蜂幼虫的乳白色、淡黄色或浅橙色浆状物。小幼虫只能吃3天，如果3天后继续喂食，雌性幼虫就能发育成蜂王。其化学组成十分复杂，生物学活性极为丰富。蜂王浆含有蛋白质、氨基酸、核酸、糖类、脂肪酸和较多的维生素，尤其是B族维生素。能平衡脂肪代谢和糖代谢，可降低血脂和血糖，非常适合肥胖型糖尿病患者。蜂王浆还能提高免疫力，抑制癌细胞扩散，使癌细胞发育出现退行性变化，对癌症起到很好的预防作用。

蜂王浆中所含的激素主要有促性腺激素、肾上腺皮质固醇、肾上腺素等，还含具有降血糖作用的类胰岛素的激素，这些性激素的含量不会对身体产生什么不良影响。农科院和中国农业大学共同对蜂王浆中性激素进行定量测定，首次公布：每100g鲜蜂王浆中所含各种性激素的总量不超过0.8g。按较大的计量计算，成年人每天即使服用10g鲜蜂王浆，一个月也只能补充2.4 g性激素，还不到最低安全量的0.05％。如果要使补充的性激素超过这一安全量，则每月需要吃875kg鲜蜂王浆，这显然是不可能的。一般食用量的蜂王浆所含的性激素都不可能对身体造成危害。相关检测中心人员对我国不同省份的蜂王浆样品进行检测，结果均未检测出雌激素，也就是说接受检测的蜂王浆样品中雌激素的含量低于国家检测标准，所以未被检测出。

食用蜂王浆到底和患乳腺癌是否相关？很多研究均表明服用蜂王浆与乳腺癌的发生没有明显关系。农村地区的女性，大多数人终其一生未服用过蜂王浆，但农村某些地区的乳腺癌发病率并不低。以蜂王浆作为日常保健、服用蜂王浆较多的一些地区，其乳腺癌发病率与其他城市的居民乳腺癌发病率相比并无明显升高。《蜂王浆制品与女性乳腺癌病例对照研究》科研成果通过了南京市科技局专家组鉴定，认为乳腺癌的发生与服用蜂王浆冻干粉没有关联性。

综上所述，不管是豆制品，还是蜂王浆，都不会导致乳腺癌的发生，更不会促使乳腺癌疾病的进展。所以大家可以放心的食用豆制品和蜂王浆，虽然豆制品和蜂王浆益处良多，但任何食物都要适当食用，讲究营养均衡。

（杨庄青　杨晓娟）

6　患了乳腺癌该怎么办?

当前，乳腺癌发病率居于我国女性恶性肿瘤的首位，面对这一高发疾病，女性对其抱有恐惧心理，但其实患了乳腺癌并非意味着被宣判了死刑，相对于其他恶性肿瘤，乳腺癌的生存预后较好，很多患者都能做到"带癌生活"。那么，不幸患了乳腺癌，具体该怎么做呢?

首先，调整好心态，正确认识这个疾病，所谓"知己知彼，百战不殆"。乳腺癌是乳腺上皮细胞发生恶变增殖而形成的一种恶性肿瘤，常表现为乳房肿块、乳房皮肤异常改变、乳头乳晕异常、乳头溢血溢液、腋窝淋巴结肿大等，晚期可发生远处转移，常因累及重要脏器而对患者造成生命威胁。

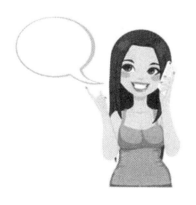

其次就是早诊早治，切忌"讳疾忌医"。根据乳腺癌TNM分期，乳腺癌的分期结合肿瘤大小、有无局部淋巴结转移及远处转移综合决定，一般来说，原发肿瘤小，无淋巴结转移和远处转移者属于早期乳腺癌，其预后较晚期乳腺癌好，因此早诊早治尤为重要。

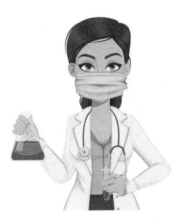

最后要积极配合医生治疗，选择合适的治疗方式。例如，手术切除乳房是治疗乳腺癌行之有效的治疗手段，但是对于爱美的女性来说无疑又是一种打击。对于一部分符合条件的患者，也可以行保留乳房的手术。保乳术是指只扩大切除肿瘤病灶，切缘无癌残留，即可保留乳房的手术方式。相对于切除乳房的其他手术方式，保乳术后辅以放疗被证实有相同的疗效及预后。此外，对于必须进行乳房全切的患者，也可以有各种乳房整形手术的选择。因此可以根据肿瘤大小、位置、乳房体积以及腋窝淋巴结转移情况，再结合自身的意愿选择最适合的手术方式。

目前针对乳腺癌的综合治疗有多种多样的选择，除了常规的放化疗外，靶向治疗、内分泌治疗以及免疫治疗仍在不断更新。乳腺癌已经逐步成为一种可被"治愈"的癌症，只要积极配合医生，接受规范的

治疗，即使患了乳腺癌也可以和正常人一样生活。

（吴雪梅　李析胤）

 哺乳期乳房有肿块如何处理?

现在很多妈妈产后都会选择哺乳，当然哺乳期妈妈是非常辛苦的，如果喂奶不当或者经常不喂奶，很容易造成乳房有硬块的情况，哺乳期乳房有硬块怎么办？这是妈妈们共同关心的问题。最重要的到正规医院就诊，排除乳腺癌、良性肿瘤、炎症等。如为常见的积乳囊肿可做如下处理。

1. 热敷

把毛巾在热水中浸湿后，以不伤到皮肤为准，尽量趁热的时候，用热毛巾把有肿块的乳房，以肿块为中心全部敷上，一定要把肿块和乳头一起全部捂上。捂着热毛巾时先轻轻地按揉一下，软化一下乳房处的肿块。

2. 按摩

拿下毛巾后按摩，用中指、食指和无名指的指肚，一起用力按揉肿块部位。这时肿块部位可能仍然很硬，但是不要紧，再继续。

3. 梳理

在乳房上涂上橄榄油或者植物油，用手指沿肿块处向乳头方向梳理，也可以用梳子梳理，但是梳子不如手能明确感觉到肿块的变化，建议用手梳理，能更好地掌握力度。梳理的阶段不能怕痛，因为这是打通乳腺的关键。

4. 宝宝吸奶

最后一遍热敷后，一定要把乳头洗干净，让宝宝吸奶。宝

11

宝吸奶的时候用手按住肿块部位用力揉，宝宝吸一会儿后不通的乳腺就会慢慢畅通了。

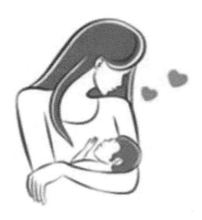

5. 就医

如果以上方法不能使症状缓解，请及时就医。哺乳期乳房有硬块是因为乳汁淤积而引起，所以预防乳房堵塞很重要。每次喂奶两边乳房都要喂，吃不完的奶要用吸奶器将奶吸出，不要让剩余的奶留在乳房内，否则很容易出现发胀结出硬块。

（杨寿涛　胡秀娟）

8 乳腺癌的发生与哪些因素有关？

（1）年龄

35岁以上发病率开始上升，60岁达最高峰。

（2）月经

月经初潮年龄<12岁或绝经年龄>55岁者，发病的危险性较大。

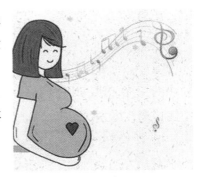

（3）生育

未生育、第1胎的生育年龄>35岁或产后未哺乳。

（4）家族史

有家族成员存在乳腺癌相关的基因突变；有家族成员存在2个以上乳腺原发癌患者、1个以上卵巢癌患者；一、二级亲属患乳腺癌年龄＜45岁；1个以上的亲属患乳腺癌伴发1种以上其他癌，如同时伴有甲状腺癌、弥漫性胃癌、子宫内膜癌、男性乳腺癌。

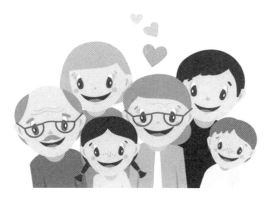

（5）乳腺本身疾患

乳腺囊性增生症者乳腺癌发生率高；一侧乳房患过乳腺癌，另一侧乳房患癌的危险性增加；有致密乳腺及既往不典型增生病史；有既往乳腺活组织检查史。

（6）既往用药情况

长期使用雌激素者发病率增高。

（7）肥胖、高脂肪低纤维素饮食、饮酒均可导致罹患乳腺癌风险增加

（8）既往放疗史

（9）BRCA、p53、STK11、PTEN、CDH1等基因突变

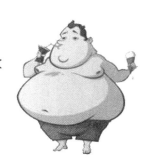

（邹天宁）

13

9 哪些人是乳腺癌高危人群?

乳腺癌是经研究和实践证明能够通过筛查降低死亡率的恶性肿瘤,那么什么样的才算乳腺癌高危人群呢?

(1)年龄超过40岁,未婚、未孕、未哺乳者。哺乳可降低乳腺癌发病的危险性,可能因哺乳推迟了产后排卵及月经的重建,并使乳腺组织发育完善。

(2)月经来潮小于12岁,或绝经年龄大于55岁者。

(3)有乳腺癌家族史者。妇女有第一级直系亲属的家族乳腺癌史者,其乳腺癌的危险性是正常人群的2~3倍。一侧乳腺患过癌症者,其另一侧再患癌的危险性也较高。

(4)患良性乳腺疾病者,如乳腺囊性增生症、乳腺导管内单发、多发性乳头瘤等。

(5)妇女的中年后期。45岁以后是乳腺癌的高发年龄段。

(6)长期高脂肪、高热量饮食者。

(杨寿涛 宋帅)

10 哪些人是乳腺癌遗传高危人群?

(1)有血缘关系的亲属中有乳腺癌易感基因(BRCA$_1$/BRCA$_2$)突变的携带者。

(2)有血缘关系的一级或二级亲属中有符合以下1个或多个条件的乳腺癌患者:①发病年龄≤45岁;②发病年龄≤50岁并且有1个具有血缘关系的近亲也为发病年龄≤50岁的乳腺癌患者和(或)1个或1个以上的近亲为任何年龄的卵巢上皮癌、

输卵管癌或原发性腹膜癌患者；③单个个体患2个原发性乳腺癌，并且首次发病年龄≤50岁；④发病年龄不限，同时有2个或2个以上具有血缘关系的近亲患有任何发病年龄的乳腺癌和（或）卵巢上皮癌、输卵管癌或原发性腹膜癌；⑤具有血缘关系的男性近亲患有乳腺癌；⑥合并有卵巢上皮癌、输卵管癌或原发性腹膜癌的既往史。

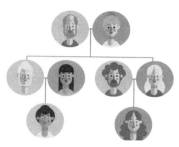

需要提醒的是，并不是所有高危人群都会患乳腺癌，也不是非高危人群就不会患乳腺癌。

（邹天宁）

11 男性会患乳腺癌吗？

由于女性与男性的生理结构的差异，大多数人都觉得男性不会罹患乳腺癌，甚至觉得男性患乳腺癌很可笑，然而事实是男性同样会患乳腺癌，这是为什么呢？

乳腺癌，是发生在乳腺腺体上皮组织的一种恶性肿瘤，主要是发生在女性乳腺，虽然男性的乳房特征没有女性明显，但是男性的乳头、乳晕下也含有少量的腺体，所以其发病率与女性相比偏低，通常情况下是女性的1%以内。因此，男性是会患乳腺癌的。

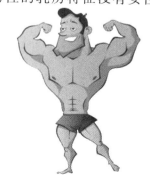

目前男性乳腺癌较公认的发病原因包括遗传因素、体内

雌/雄激素水平失调、男性乳腺发育症以及长期暴露在高温环境中等，接触电离辐射也可能诱发乳腺癌。

男性乳腺癌的检查及治疗手段同女性乳腺癌，最终确诊需病理学检查。因发病率低，以及观念作祟，男性患者通常会忽视乳房自检，发现小肿块时也会大意，推迟了就医时间，以至于错过了最佳治疗时间。因此男性也应该重视乳腺健康，定期自检，发现异常及时就医。

（杨寿涛　朱琳）

12 乳腺癌病人有哪些饮食原则及注意事项?

乳腺癌患者在治疗期间，多数有胃肠道反应，应注意饮食原则：可选用易消化、高蛋白、高维生素、低脂肪的食物;需要禁忌的食物有：①胎盘及其制品：②未知成分的保健品。

注意事项：

1.饮食多样化，营养均衡

平衡膳食是癌症患者术后保持正常体重的最好办法。乳腺癌病人身体一般比较虚弱，术后及化疗期间要适当增加蛋白质、糖分的摄入，少食高脂肪、高胆固醇类的食物，特别要保证蛋白质的摄入，多食一些瘦猪肉、牛肉、鸡肉或鱼肉等；忌食油炸类食物，少吃盐渍食品，严禁食用刺激性强的

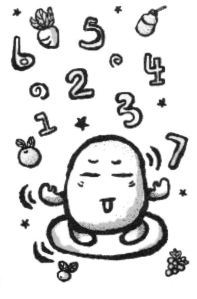

得了乳腺癌该怎么办

调味品。饮食上讲究多样化，荤素搭配、酸碱平衡，注意食物的色、香、味。厌食的患者可适当吃一些山楂、萝卜、金橘等健胃食品，增加患者食欲。

2.合理忌口

乳腺癌患者饮食应以新鲜为主，尽量少吃油腻、腌制、油炸、太辣的食物。多吃新鲜的蔬菜水果如：西兰花、大白菜、甘蓝、海带、西红柿；猕猴桃、苹果、梨、草莓、香蕉、葡萄等。

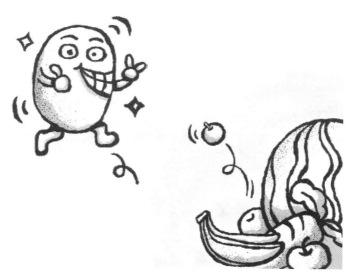

3.合理安排饮食与化疗的时间

化疗当天，饮食应清淡可口，宜在化疗前3小时进食。化疗时食物已经基本消化排空，化疗结束后晚餐晚些吃，减少恶心、呕吐的症状。口服化疗药物时，饭后半小时服用较好，血药浓度达高峰时，此时已呈空腹状态，消化道反应会轻些。化疗呕吐时可将生姜片含在嘴里，对于止吐有一定帮助。

（执湖仙　罗佳雨）

13 乳腺癌与哪些不良习惯有关?

　　女性患乳腺癌的原因与日常的生活方式息息相关，究竟女性乳腺癌与哪些不良生活习惯有关呢?

　　1.吸烟、酗酒

　　有研究表明每天饮酒1杯以上的女性，患乳腺癌的概率要比不饮酒的普通女性高45%以上，特别是绝经前妇女中最为显著；研究也发现有10年及以上吸烟史的女性患乳腺癌的概率也要比普

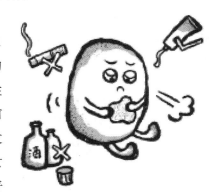

通女性高3倍。酒精、尼古丁对女性的危害是很大的，它们通过刺激脑垂体前叶使催乳素大量分泌，而催乳素则与乳腺癌发生相关。

　　2.高脂肪、高热饮食

　　研究显示，女性，尤其是上班族女性，饮食无规律，偏好高脂肪、高热量食物都有可能成为乳腺癌的诱因，致使体内雌激素水平升高，增加乳腺癌的患病风险。

　　3.长期佩戴束身的乳罩

　　束身乳罩有松紧带、钢丝的帮助，使女性的乳房变得性感。可是长时间的穿着会造成对乳房压迫，阻碍了淋巴液的正常流通，增加了罹患乳腺癌风险。女性每天戴乳罩的时间不宜超过12小时，同时应正确选择舒适的内衣。

4.滥用雌激素

雌激素、荷尔蒙可帮助女性保持年轻态。因此很多美容机构为了达到精油按摩的效果，在精油中人为添加性激素。精油其实属于一种危险系数很高的化妆品，它的成分可促使女性雌激素水平上升。乳腺癌的发生本身就与内分泌有着密切的联系，而其中的内因便是内分泌失调导致的雌激素水平升高所致。因而女性使用精油应慎重。

5.熬夜及精神压力

现代人生活时间不规律，工作熬夜加班，精神紧张，以及压力过大的生活方式都会导致女性激素水平分泌平衡失调。国际癌症研究机构发布的"可能致癌类因素"中熬夜就在其中之一，长期的熬夜会使女性患乳腺癌的概率增加40%，精神压力则会影响我们的各种激素水平，从而抑制免疫系统发挥作用。

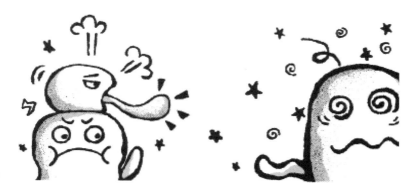

6.遗传因素

有乳腺癌家族史的乳腺癌发病率要比无家族史的发病率高2～3倍。

（杨寿涛　侬梦婕）

14 穿文胸会增加患乳腺癌的风险吗？

文胸源自西方国家，女性佩戴文胸后可以让身材更加挺拔，更加婀娜多姿，展现女性窈窕魅力。但是近年来，随着乳腺癌发病率的快速增长，有些人曾经在非专业媒体上建议，穿着胸罩可能是乳腺癌的危险因素。有些人推测文胸可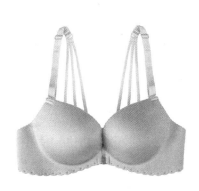能会阻碍乳房周围废物的排泄。目前，也只有非常有限的证据支持穿着文胸和患乳腺癌风险之间的联系。

根据发表在Cancer Epidemiology， Biomarkers & Prevention杂志上的一项研究显示，没有证据证明戴文胸会增加女性的乳癌风险，在考虑妇女每天多少时间穿文胸，穿着是否带有钢圈的文胸，或在什么年龄开始穿文胸等因素后，仍未证实戴文胸会增加女性的乳癌风险。

由此可见，佩戴文胸和患乳腺癌并没有直接的内在关系，广大女性朋友们可以放心穿戴。挑选文胸的时候一定要挑选适合自己的，太紧会影响血液循环流通，太松没有束身效果。

（杨寿涛　李飞燕）

15 服用避孕药会引起乳腺癌吗？

自从口服避孕药在19世纪60年代问世以来，就成了最普遍、有效的避孕方式之一。有关研究表明：口服避孕药会使乳腺长期地暴露于雌孕激素周期性交替变化的作用下，从而引起雌激素代谢平衡失调间接引发乳腺癌，使其发病风险增高，而此种作用可能会受服药年龄以及当时乳腺组织发育阶段等因素的影响。但是对于口服避孕药是否会增加乳腺癌的患病风险目前还有争议。

一、服用避孕药会导致乳腺癌吗

不同的Meta分析结果也不同，对口服避孕药是否可增加乳腺癌的风险，仍然存在争议。口服避孕药可能会增加中国女性的乳腺癌发病风险，但还没有确切的结论。包括，有携带BRCA1/2基因突变的乳腺癌家族史，口服避孕药，乳腺发病风险升高也存在争议。很

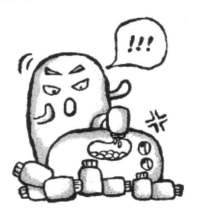

明显，这个不确定的信息并不足以阻止大众的女性口服避孕药。但是，年龄小于20岁，长时间（≥5年）口服避孕药，会增加乳腺癌的发病风险。应谨慎服用，提前与医生咨询和讨论选择避孕的方法。

二、避孕药可以放心吃吗

首先，对于孕龄女性来讲，避孕药使用方便，能够给性生活带来了很多便利，充分享受性乐趣，还避免了怀孕带来的困扰，利大于弊。其次，研究表明，长期服用避孕药的人，子宫内膜癌，卵巢癌，结直肠癌风险降低。因此，对于绝大多数女性来讲，避孕药还是可以服用的。但是，一些特殊人群还是得

慎重服用，因为有可能增加患乳腺癌的风险。因此，在决定是否使用激素避孕时，也需要结合个人情况，选择适合自己的避孕方式。

（杨寿涛　张燕）

16　乳腺纤维腺瘤会不会慢慢演变成乳腺癌?

乳腺纤维腺瘤是由腺上皮和纤维组织两种成分混合组成的良性肿瘤，好发于青年女性，与患者体内性激素水平失衡有关。如果患了乳腺纤维腺瘤，我们应该怎么办呢？会不会慢慢演变成乳腺癌呢？

就目前的研究结果看，乳腺纤维瘤和乳腺癌并没有直接的关联，癌变的可能非常低，几乎可以忽略。纤维腺瘤一旦形成，要根除只能通过手术，吃药是不能治好的。如果乳腺纤维腺瘤体积比较小，发展缓慢，没有症状，不影响生活和工作，可以密切观察定期随诊。

为了排除乳腺癌可能，建议每3～6月做一次彩超，观察肿块大小、边界及血流情况；对于40岁以上女性，每年加做钼靶一次。观察过程中，如果发现纤维腺瘤有增大倾向，或彩超原显示肿块内无血流信号转变为可见大量血流信号，则应手术切除。准备怀孕的患者，也应进行纤维腺瘤切除术。因为乳腺纤维腺瘤的发生与雌激素水平升高有关，妊娠、哺乳期，随着体内激素水平的变化，可导致肿瘤体积迅速增大。同时妊娠期乳腺不宜进行手术及有创性检查，哺乳期亦不适合手术。对于青少年巨大纤维腺瘤（幼年性纤维腺瘤），因肿瘤生长快，体积大，对正常乳腺组织产生挤压，也应考虑手术切除，正确的手术操作不会对以后的妊娠、哺乳产生不良影响。若有乳腺癌家族史，即使乳腺纤维腺瘤体积比较小，发展缓慢，没有症状，也可考虑手术切除。

大多数纤维腺瘤完整切除后不易复发，但年轻患者可能会在其他部位或邻近原手术区发生新的病灶，长出新的乳腺纤维瘤。不过，乳腺纤维瘤本身虽然不会癌变，但是对于单发过大的肿块，要当心低度恶性的分叶状肿瘤。因此，明确诊断选择合适的治疗手段非常重要。

（邹天宁　孔舷淑）

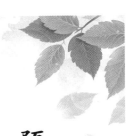

预防检查疑问篇

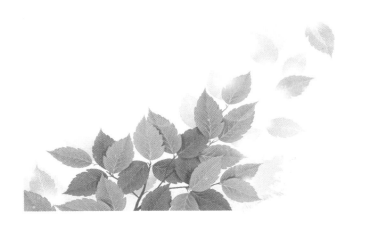

1 乳腺癌的病因有哪些?

乳腺癌的病因至今没有完全的明确，但是它的高危发病因素常见于以下几点：

（1）年龄：女性罹患乳腺癌的概率随着年龄的增长而逐渐上升。45～59岁这一年龄段处于高峰期，年龄也与乳腺癌的死亡率相关，随着年龄的增长，乳腺癌患者的死亡率逐渐增加；

（2）乳腺癌的病因通常与雌激素的水平有关，雌激素水平体现在初潮年龄在12岁之前的女性，以及绝经年龄在55岁以后的女性，雌激素水平比较高，这一部分的患者也容易罹患乳腺癌；

（3）初产年龄增加，乳腺癌患者的犯病率也会增加。初产年龄在35岁以上的女性，罹患乳腺癌的概率会明显的增高；

（4）有家族乳腺癌病史的女性罹患乳腺癌的概率大大增加，是正常人群的2～3倍；

（5）女性长期服用一些激素类的药物，比如更年期女性使用雌激素类或长期口服避孕药药物，这一类女性容易罹患乳腺癌；

（6）乳房有其他基础性疾病或长期慢性炎症刺激也可能导致癌变，如慢性乳腺纤维瘤、导管内乳头瘤或者一侧乳房肿瘤等病史，都可以增加乳腺癌的危险性；

（7）还有一些超重、肥胖的人群，因为雌激素比较高，所以也容易罹患乳腺癌。

（杨寿涛　侯丽琼）

2 乳腺癌可以预防吗?

随着我国生活水平的提高，乳腺癌目前已成为我国女性发病率最高的恶行肿瘤，并且正以每年3%~4%的速度递增。很多女性朋友可能经常听说自己身边的同事、朋友、甚至亲戚身患乳腺癌。你一定为自己是否也会身患乳腺癌而感到焦虑。乳腺癌可以预防吗？下面我们就乳腺癌的相关知识做一些介绍。

到目前为止，我们仍然无法明确乳腺癌的真正病因，但我们知道乳腺癌有很多风险因素。无法更改的风险因素包括：

1.年龄

随着年龄的增长，发生乳腺癌的风险也在不断上升。

2.基因

女性如果体内携带BRAC1和BRCA2这两个基因，将大大增加乳腺癌和卵巢癌的患癌风险。有以上这两种癌症家族史的女性建议接受基因检测。

3.个人因素

月经初潮早（<12岁）及绝经迟（>55岁）的女性身患乳腺癌风险较高。

其他的风险包括：

1.肥胖

肥胖的女性较体型正常者更易患乳腺癌，因此体重控制对于女性来说至关重要。

2.使用激素替代疗法（也称为绝经荷尔蒙疗法）

许多女性出现更年期症状后，长期使用雌激素治疗以缓解不适症状，但同样也增加了乳腺癌发病风险。

3.服用避孕药

避孕药内的激素成分增加了乳腺癌风险。

4.饮酒、吸烟

良好的生活习惯对预防乳腺癌将起到积极的作用。

5.没有生育或35岁后才第一次生育

有专家甚至指出不生育的女性可能会患乳腺癌。

6.致密型乳房

致密型乳房中的乳腺纤维组织含量多于脂肪，常见于年轻女性。随着年龄增长，乳房的致密度随之下降。如果你已不再年轻，乳房依然坚挺，就要注意乳腺癌风险的增加。

（聂建云　段佳君）

3 乳腺B超异常一定是乳腺癌吗？如何判读乳腺B超？

B超是诊断乳腺肿瘤时最常使用的一种影像学检查，其优点是经济、对于乳腺肿瘤分辨率和灵敏度高，且相较于其他影像学检查无辐射。当乳腺B超提示乳房有肿块时，一定是乳腺癌吗？答案是否定的。那么，该如何判读乳腺B超呢？

首先，拿到一份乳腺B超，我们需要看肿瘤所在的位置、大小、形状、边界、回声、声影、纵横比、血流及有无钙化。一般来说，肿瘤形状规则，边界清楚，肿瘤周边或者内部无回声，肿瘤外侧声影明显，纵横比小，血流少，无恶性钙化征象，那么肿瘤考虑为良性，反之为恶性，而介于两者之间则需要结合其他影像学检查如乳腺核磁和钼靶判断。其次，在判读乳腺B超时，还需要看肿瘤BI-RADS分类。BI-RADS分类是由美国放射学会提出的乳腺影像报告和数据系统，在规范各种乳腺影像诊断报告、帮助临床医生对病变做出诊断和合理处置方面，具有重要价值。乳腺肿瘤BI-RADS分为0-6类共7类，其不同的分类都有相应的处理建议，如下表：

表1　乳腺肿瘤分类及处理建议

评估	处理建议	恶性可能性
0类：不完整的评估，需要进一步影像学检查	进一步行其他影像学检查	不确定
1类：阴性	常规筛查	基本是0
2类：良性	常规筛查	基本是0
3类：良性可能性大	短期（6个月）随访或继续监测或手术切除	大于0，但小于等于2%
4类：可疑恶性 4A：低度可疑恶性	组织活检	大于2%但小于等于95% 大于2%但小于等于10%
4B：中度可疑恶性 4C：高度可疑恶性		大于10%但小于等于50% 大于50%但小于等于95%
5类：恶性可能性大	组织活检	大于95%
6类：活检证实为恶性	手术切除或其他治疗	100%

所以，当乳腺B超检查提示有肿块时，不一定就是乳腺癌，大家可以根据上述讲到的方法进行初步判读，当然，及时咨询乳腺专科医生也是必要的。

（聂建云　张季）

 如何进行乳房自检?

乳腺自检是女性保健中很重要的部分。因为大部分乳腺肿瘤都是以肿块、乳头溢液或局部皮肤改变等形式出现的，所以，通过定期的自检，绝大多数乳腺病变是可以早期发现的。为了能便于对比，排除月经周期对乳房状态的影响，每月自查的时间应避开月经前期及月经期，最好在每个月月经来潮后第7～11天的相同时间内进行。

具体方法如下：

（1）站在镜子前以各种姿势对比双侧乳房形态及乳头水平是否对称，乳头是否凹陷、偏斜，注意皮肤颜色，乳房上是否有"酒窝"（局部凹陷）或"橘子样变"（皮肤表面凸凹不平）。

（2）仰卧床上，以食指、中指及无名指第一节的指腹平放乳房上轻压，从内向外或从外向内逐圈按压检查乳房有无包块，切不可捏提乳房，这样较容易将正常或增生的腺体组织误认为肿块。被查侧手臂放于身侧检查一遍，压于头后再查一遍，同法查对侧。

（3）交叉查两侧腋窝，侧卧按前法再检查一遍，最后用拇指及示指轻挤乳头乳晕区以观察有无液体流出。如有溢液，应观察是澄清的还是浑浊的，是淡黄、乳白还是血性。一旦发现异常，应立即就医。

（聂建云　张勇）

5 应做哪些乳房检查？

乳腺疾病是女性的常见病、多发病，其中半数以上为乳腺肿瘤。常见的乳腺的影像学检查方法主要包括乳腺X线钼靶、乳腺彩超、CT及MRI等。在众多的影像学检查方法面前，如何正确选择适合自身的影像学检查。

1.乳腺X线钼靶

乳腺X线钼靶能对乳腺癌做出早期诊断，已成为乳腺疾病诊断首选的影像学检查。主要用于50岁以上妇女乳腺疾病的普查手段。缺点是：有电离辐射、对致密型乳腺（多数中青年）分辨率低等。

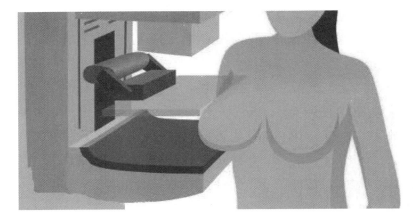

2.乳腺彩超

乳腺超声检查无检查盲区，对软组织有良好的分辨力，能发现数毫米的小病灶。乳腺超声检查无辐射性，是青少年或妊娠、哺乳期妇女乳腺病变的首选检查方法。缺点是：其诊断准确性很大程度上取决于所使用的设备及检查医生的个人经验等。

3.乳腺MRI

乳腺MRI检查是乳腺X线钼靶和超声检查重要的补充检查。乳腺MRI检查的优点是：

（1）对X线平片评估较为困难的致密型乳腺、乳腺癌术后局部复发等具有较高的敏感性。

（2）断层可以任意三维成像，可使病灶定位更准确。

（3）对多中心、多灶性病变的检出、对乳腺周围组织的侵犯程度显示优于其他检查方法。

缺点是：

（1）对微小钙化不敏感。

（2）MRI检查相对比较复杂，检查时间长，有时受呼吸运动伪像的影响。

（3）良、恶性病变的MRI表现存在一定的重叠，因此对MRI表现不典型的病变不能取代乳腺活检。

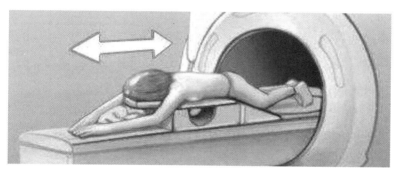

4.乳腺CT

CT一般仅作为乳腺X线摄影和超声检查的补充检查。对致密型乳腺内的病灶、发现胸壁异常改变、检出乳腺尾部病变及腋窝和内乳淋巴结肿大等要优于X线钼靶。

（聂建云　张勇）

 什么是 BI-RADS 评分系统？

我们经常可以在乳腺相关影像学检查报告中看到"BI-RADS"，许多人不清楚其代表的含义。1992年，美国放射学院出版了指导性的文件：乳腺影像报告数据系统（Breast Imaging – Reporting and Data System，BI-RADS）。对乳腺的所有影像学正常与异常情况的诊断报告进行规范，使用统一的专业术语、标准的诊断归类，使放射科医生的诊断有章可循。同时，也加强了放射科和临床其他有关科室的协调与默契，使临床治疗医师看到报告描述能快速准确明白患者的病情，以便做出正确的临床决策和设计出合理的治疗方案。

美国放射学会制定的乳腺影像报告和数据系统分为不定类别（0）和最终类别（1~6）。其中，0：信息不完整，需要召回；1：未见异常；2：良性，建议随访；3：良性可能；4：考虑恶性病变，需要活检，缩短随访周期（4A：低度可疑；4B：中度可疑；4C：高度但不肯定）；5：高度怀疑恶性病变；6：病理证实为恶性。

BI-RADS系统不但适合用于乳腺X线和磁共振检查，现在乳腺的B超检查也有了相应的评估BI-RADS系统。这样，便于临床医生和放射学及超声学家的相互交流。

（邹天宁　李臻）

7 发射型计算机断层摄影（E-CT）检查和PET-CT检查对发现骨转移有何异同？

乳腺癌是国内外女性最常见恶性肿瘤之一，其骨转移发生率国外报道为57%~73%，国内报道为69%~78%。ECT主要检测成骨细胞活性，成骨性骨转移部位吸收更多放射性核素，而成骨前需要先破骨。全身骨ECT显像剂为99mTc-MDP，用于骨显像辐射剂量小，敏感性高。在X线检查骨转移之前13个月即可能有阳性发现，其敏感性较X线检查高50%~80%，故作为骨转移的初筛选诊断意义超过X线检查或CT检查，其缺点是非特异性，不能以它定性，必须与X线平片或CT检查，来区分良性（包括老年性骨代谢异常）或恶性病变。E-CT出现同位素摄取的弥漫性增高，或者高度溶骨性病变或者病变很小时容易误判。

而PET-CT检测的是18F-FDG摄取的情况，反映的是破骨细胞活性，对于以破骨为主的骨转移的筛选诊断相对更为敏感。

（邹天宁　李臻）

 乳腺癌防治有哪些要点?

（1）学会放松和减压；

（2）尽可能母乳喂养孩子；

（3）减少及避免不必要的射线照射；

（4）积极治疗乳腺的良性病变；

（5）学会定期自查。女性每月自查一次乳房，如果发现有节结节，包块，需去医院做做进一步检查，请专科医生临床检查，并适当辅助检查，如B超、钼靶甚至核磁共振检查；

（6）养成良好的生活习惯。

（杨寿涛　胡秀娟）

33

 需要做乳腺癌诸多基因检测吗?

乳腺癌常用基因检测包括FISH检测、BRCA1/2、多基因检测。

一、FISH检测

1.什么是FISH检测

FISH的中文名是荧光原位杂交技术，它是一种病理诊断技术，用于检测乳腺癌HER-2，基因的表达情况。HER-2基因又名Cerb-B2，是一个原癌基因，大约有25%～30%的原发浸润性乳腺癌患者存在HER-2基因过表达，这类患者往往预后不佳，需要使用抗HER-2靶向治疗，如赫赛汀、帕妥珠单抗等。

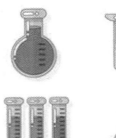

2.哪些人需要做FISH检测

若您的病检结果提示乳腺浸润性癌，免疫组化报告中HER-2或者Cerb-B2通常会有三种结果：

表2　HER-2/Cerb-B2病检结果

1+/-/0	2+	3+
无须 FISH 检测及靶向治疗	进一步行 FISH 检测，若 HER-2 扩增则行靶向治疗未扩增则不需靶向治疗	靶向治疗

应注意，若您的病检结果是导管原位癌或者小叶原位癌，即使HER-2（2+）也不需要做FISH检测。

二、BRCA1/2基因检测

1.什么是BRCA1/2基因检测

BRCA（乳腺癌易感基因）是主要的抑癌基因，包括BRCA1和BRCA2。它本身可以抑制恶性肿瘤的发生，如果发生基因突变，则罹患乳腺癌或卵巢癌的风险显著增加。大约5%～10%的乳腺癌和15%～22%的卵巢癌是由BRCA1/2突变导致的，BRCA1/2突变还会增加前列腺癌、胰腺癌、男性乳腺癌、黑色素瘤等发病风险。著名影星安吉丽娜朱莉由于母亲罹患乳腺癌和卵巢癌去世，基因检测显示她携带突变的BRCA1基因，于是她采取预防性切除双侧乳腺和双侧输卵管及卵巢来预防癌症的发生。

2.哪些人需要做BRCA1/2检测

（1）发病年龄≤40岁的乳腺癌患者以及发病年龄≤60岁的三阴性乳腺癌患者；

（2）血缘亲属中有任何年龄罹患乳腺癌、卵巢癌、胰腺癌、前列腺癌史等；

（3）患者本人除乳腺癌外还有第二原发恶性肿瘤；

（4）男性乳腺癌患者。

（杨庄青　王文欢）

10 什么是乳腺癌的免疫组化? 怎么看免疫组化报告?

免疫组化，又叫免疫组织化学技术或免疫细胞化学技术，是病理科用于明确诊断的一项重要技术。在乳腺癌中重要的免疫组化指标主要包括ER、PR、Cerb-B2和Ki-67。

乳腺细胞的生长及发育受雌激素与孕激素影响，而大多数乳腺癌细胞表面存在雌激素（ER）与孕激素受体（PR）。它们就像长在细胞上的耳朵，可听到相应的性激素信号，并将其传递到细胞内部，从而刺激细胞生产。ER和PR的检查，对于估计内分泌治疗的效果及判断乳腺癌患者的预后具有重要意义。ER或PR阳性说明细胞分化较好、恶性程度较低，可从内分泌治疗中获益，且百分比越高，总生存率和无病生存率越高。同时阳性者，常规及内分泌治疗效果更好。

HER-2是一种能够帮助调控细胞生长、分裂和自身修复的基因，是乳腺癌明确的预后指标和药物治疗效果的预测指标。

HER-2的过表达预示了患者更高的复发风险及更短的存活率，是患者进行抗HER-2靶向治疗的绝对指征。

Ki-67是一种抗原，反映癌细胞的增殖情况，它是病理报告对癌细胞核中阳性染色细胞所占的百分比进行报告，Ki-67指数<15%为低表达；>30%为高表达；当Ki-67为15%～30%时，需再次行病理会诊或依据其他指标进行临床决策。Ki-67阳性指数高者，肿瘤细胞增殖快，恶性程度高、细胞增殖活跃，肿瘤生长速度快，侵袭性高，转移概率高，预后差。

综上所述，ER、PR、HER-2和Ki-67对于评估乳腺癌的病情轻重、指导乳腺癌的综合治疗意义重大。

（段佳君　邹洁雅）

11 乳腺癌的病理分型与分期对患者生存预后有什么影响？

我们总是"谈癌色变"，是因为大家的观念中都认为癌症是不治之症，一旦患上癌症就觉得自己可能"命不久矣"了。然而事实却并非如此，对于我们的乳腺癌来说，它不光可治，而且很多病人的治疗效果很满意，他们的生存预后是很不错的。那么你就好奇了，为什么大家都得的是乳腺癌，生存预后却不一样呢？其实，乳腺癌只是一个广泛的名称，在临床上，根据肿块的病理情况会分为很多不同的类型，各个类型的乳腺癌预后是不一样的。另外，根据肿瘤细胞扩散的程度会进行不同的分期，不同分期的乳腺癌预后差距也很大。今天就带大家具体来了解一下，不同病理分型和分期的乳腺癌的生存预后如何。

一、乳腺癌的病理类型

1.非浸润性癌

即原位癌，包括导管内癌（癌细胞未突破导管壁基底膜），小叶原位癌（癌细胞未突破末梢乳管或腺泡基底膜），乳头湿疹样乳腺癌（无浸润性）。

此种病理类型属于早期，预后较好。

2.浸润癌

顾名思义，此型癌细胞浸润周围组织，容易发生癌灶转移。根据类型不同，又可分为浸润性特殊癌和非特殊癌。浸润性特殊癌包括乳头状癌，大汗腺癌，鳞状细胞癌，髓样癌，腺样囊腺癌，黏液腺癌等。此型一般分化较高，预后尚好。浸润性非特殊癌包括浸润性导管癌，浸润性小叶癌，硬癌，单纯癌等，此型较常见，特别是浸润性导管癌，是临床上最常见的类型。这种癌一般来说分化较差，预后相对上述类型较差。但判断预后还需要结合疾病分期等其他因素。

二、乳腺癌的组织学分级

组织学分级也是重要的预后指标，高级别肿瘤扩散风险更大，预后相对更差。组织学分级主要通过三方面进行评估：腺管形成程度、细胞核多形型以及核分裂能力。

表3　乳腺癌组织学分级

腺管形成程度	评分
> 75%	1
10% ~ 75%	2
< 10%	3
细胞核多样性	**评分**
规则、类似正常乳腺上皮	1
增大、多孔状、小核仁	2
多形、多孔状、大核仁	3
核分裂能力	**评分**
0 ~ 7 个分裂象 /2mm^2	1
8 ~ 12 个分裂象 /2mm^2	2
13 个及以上分裂象 /2mm^2	3
总分	**组织学分级**
3 ~ 5	1
6 ~ 7	2
8 ~ 9	3

根据上述表格可知，乳腺癌的组织学分级分为3级。评分越高，分级越高，侵袭、转移能力越强，相应地，对预后的影响越差。

三、乳腺癌的分子分型

乳腺癌是一种异质性疾病，即肿瘤在生长过程中，经过多次分裂增殖，呈现出分子生物学或基因方面的改变，从而使肿瘤的生长速度、侵袭能力、对药物的敏感性、预后等各方面产生差异。即使病理形态相同的乳腺癌，由于分子遗传学改变，在分子水平上呈现高度异质，从而导致肿瘤的预后及对治疗的反应差别很大。而以基因表达谱和基因芯片为基础提出的乳腺癌基因分型，能更精确的反应肿瘤的生物学行为，判断预后，并有利于选择和研究更具针对性的个性化治疗方法。

表4　乳腺癌分子分型

临床病理指标分型	ER 和（或）PR	HER2	KI-67
Luminal A	＋	－	＜ 14%
Luminal B（HER2 －）	＋	－	≥ 15%
Luminal B（HER2 ＋）	＋	＋	任何
HER2 ＋	－	＋	任何
三阴性	－	－	任何

1.Luminal A 型

也称激素受体依赖性乳腺癌，50岁以上多见，其特点为对内分泌治疗敏感，预后好，对化疗的敏感性较其他亚型差，是乳腺癌最常见类型。

2.Luminal B 型

主要分为两类，一类是Luminal B型（Her-2阴性），一类是Luminal B型（Her-2阳性），因其激素受体阳性，也可以使用内分泌治疗，预后相对较好。

3.Her-2 阳性型

Her-2阳性的标准是免疫组织化学检测（＋＋＋）或荧光原位杂交法（FISH）检测阳性。此型肿瘤分化较差，组织学分级通常是Ⅲ级，并且研究发现Her-2基因过表达的乳腺癌，恶性程度较高，复发转移较早，预后较差，并且明显影响患者的无病生存率。然而，针对Her-2基因的研究，目前对于这种类型的乳腺癌已经有了特定的靶向药，即曲妥珠单抗（赫赛汀）和帕妥珠单抗。临床研究已经表明，Her-2阳性患者在新辅助化疗时，曲妥珠单抗和帕妥珠单抗联合化疗能够显著缩小肿块，甚至能够将肿块消除，提高患者的远期生存率。

4. 三阴性

此型病理表达ER、PR、Her-2均为阴性，目前研究还没有针对这种类型乳腺癌的特定治疗，此型预后较差，5年复发率较高。

四、乳腺癌如何分期？

乳腺癌分期一般是根据TNM系统进行，TNM系统对预测肿瘤的复发转移有很高的临床价值，也是较为成熟的风险评估指标。

T：用于描述原发肿瘤的大小；

T_0：无原发肿瘤证据

Tis：原位癌

T_1：肿瘤最大直径小于等于2cm；

T_2：肿瘤最大直径在大于2cm，小于等于5cm；

T_3：肿瘤最大直径超过5cm；

T_4：肿瘤任何大小，直接侵犯胸壁或皮肤。

N：描述淋巴结转移情况

N_0：无区域淋巴结肿大；

N_1：同侧腋窝淋巴结有肿大，可以活动；

N_2：同侧腋窝淋巴结肿大，互相融合，或与周围其他组织粘连；

N_3：同侧胸骨旁淋巴结转移，同侧锁骨上淋巴结转移。

M：代表是否存在远处转移

M_0：无远处转移；

M_1：有远处转移；

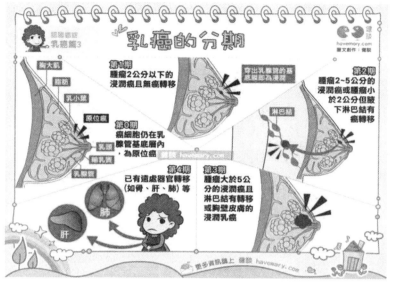

總體乳癌分期	T(腫瘤大小)	N(受影響淋巴結節)	M(轉移程度)
0	Tis	N0	M0
I	T1	N0	M0
IIA	T0 T1 T2	N1 N1 N0	M0 M0 M0
IIB	T2 T3	N1 N0	M0 M0
IIIA	T0 T1 T2 T3 T3	N2 N2 N2 N1 N2	M0 M0 M0 M0 M0
IIIB	T4	任何N的分類	M0
IIIC	任何T的分類	N3	M0
IV	任何T的分類	任何N的分類	M1

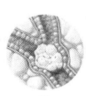

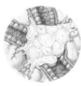

乳癌
腺體內在原位的癌瘤和
腺體內有侵犯性的癌瘤

（图片源自网络）

根据以上情况进行组合，可把乳腺癌分为以下几期：

以上分期主要是以临床检查为依据，若进行手术治疗，还应该结合术后的病理检查结果进行病理分期（pTNM）。若行新辅助化疗，还应进行新辅助化疗后分期（ypTNM）。这些分期不仅能评估我们的预后生存，也能评价我们的治疗方案是否有效，从而指导治疗。

从以上分期来看，当然是越早期的乳腺癌预后越好，患者的生存率越高。根据大宗数据显示，0期和Ⅰ期乳腺癌的5年生存率接近100%，Ⅱ期乳腺癌的5年生存率大约是93%，Ⅲ期5年生存率大约是72%，Ⅳ期大约是22%。因此，我们强调患者一定要早诊早治，不要讳疾忌医，延误病情，从而影响了自己的生命值。

综上可知：乳腺癌的预后与不同的病理分型和分期紧密相关，此外，还有年龄、绝经状态、遗传因素、环境因素等，这些都会对患者的生存预后有影响。因此，在进行预后评估时，应结合各个方面，综合分析，这样才能相对准确的评估自己的生存预后。不论如何，我们都应该树立信心，做到早诊早治，并且全面、规范、个体化治疗乳腺癌，从而提高自己的预后生存率。

（张季　杨庄青）

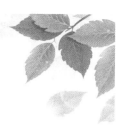

临床表现疑问篇

乳腺癌的早期症状有哪些?

1.肿块

患者以乳内发现肿块就诊者占绝大多数。肿块形态差异较大，一般认为形态不规则，边缘不清晰，质地偏硬。癌性肿块一般活动度差、边界不清、质地较硬等。

2.疼痛

绝大多数患者无明显疼痛感觉，少数患者以疼痛就诊，疼痛多为阵发性刺痛、隐痛。非到晚期疼痛多不严重。

3.乳头溢液

乳头溢液可以是生理性或病理性的，溢液可以是无色、乳白色、淡黄色、棕色、血性等，也可呈水样、血样、浆液样脓性，血性溢液尤其注意。

4.乳房皮肤改变

"酒窝征""橘皮征""卫星结节""炎性红肿"。

5.乳头改变

乳头内陷是乳房中心区癌肿的重要体征，乳头难以用手指牵出，乳头处于固定回缩状态。湿疹样癌则见乳头呈糜烂状，常有痂皮。

6.乳房外形变化

不对称。

（张季　肖琼）

2 乳房肿块的常见类型有哪些？

首先，我们来了解乳房肿块的一些相关常识。发现乳房肿块主要有以下5种可能：

1.正常的乳腺组织

很多女性因为没有掌握正确的乳房体检手法而把正常的乳腺组织误认为肿块。

2.乳腺增生

随着月经周期引起体内激素变化的过程，也会导致乳房周期性的变大，有时会疼痛甚至摸到肿块。目前大多数专家认为乳腺增生是良性病变，不少欧美医生认为乳腺增生不是一种疾病，而是一种正常的生理过程。

3.良性乳腺疾病

一些良性乳腺肿块，如乳腺囊肿、乳腺纤维腺瘤等需要进一步到医院进行相关检查，并让医生进行判断。

4.副乳

人在胚胎期时有6~8对乳腺的始基，在出生前除胸前的一对乳腺始基继续发育外，其余均退化，因此只留下一对乳房。但如果退化不够完全，一些乳腺始基就形成了副乳。因此，如果发现"肿块"在腋窝附近双侧对称生长，没有任何的不适且长期无变化，那多半是副乳。

5.乳腺癌

乳房恶性肿瘤如乳腺癌等都有可能在乳房中形成肿块。如果在洗澡或更衣时发现乳房肿块，应到正规医院向专科医生进行咨询。

（聂建云　段佳君）

早期乳腺癌通常没有明显的症状及体征,易被忽视,大多数早期乳腺癌患者都是通过体检或筛查发现并就诊的。具有明确临床表现的乳腺癌,一般不属于早期,主要典型特征如下:

1.乳房肿块

是乳腺癌最常见的表现。肿块多为单发,质硬,边缘毛糙,活动度小,多数为无痛性肿块,极少数患者伴有不同程度刺痛。

2.乳头溢液

多为血性溢液,通常为单孔和单侧,并且随年龄增加,风险增高。

3.乳房皮肤及轮廓改变

可形成"酒窝征""橘皮样""皮肤卫星结节"等,部分患者双乳大小明显不对称。一些分期较晚的患者甚至会出现皮肤破溃形成癌性溃疡。

4.淋巴结肿大

同侧腋窝淋巴结可肿大,肿大淋巴结质硬、散在、多可推动,随着病程发展,淋巴结可融合,并与皮肤及周围结缔组织粘连,晚期乳腺癌可向对侧腋窝淋巴结转移引起肿大,另外有些情况下还可触到同侧和或对侧锁骨上肿大淋巴结。

5.乳头异常

乳头凹陷、回缩;乳头抬高、瘙痒、脱屑、糜烂、溃疡、结痂等湿疹样改变。

6.乳房疼痛

疼痛为局限性，有固定的部位，与月经周期无关，绝经后的妇女应特别注意。

（杨寿涛　李飞燕）

 乳腺肿块一定是乳腺癌吗？还是其他疾病？

乳房肿块是乳腺癌患者最常见的临床表现，但是除了乳腺癌，乳房肿块还可能由多种原因所致。发现乳腺肿块时先不要紧张，因为育龄妇女中发现的肿块中有三分之二是良性病变，表现为囊性变、纤维腺瘤和乳头状瘤等。

乳腺良性病变包括：

1.纤维腺瘤

乳腺纤维腺瘤是年轻女性最常见的乳腺良性肿瘤，表现为质韧、无痛的活动肿块。

2.乳腺小叶增生

乳腺小叶增生是育龄期女性的常见疾病，近年来年龄区域有扩大的趋势。临床表现为乳腺钝痛、胀痛、触痛和乳腺团块，疼痛多具有周期性，常发生或加重于月经前期，或与劳累、紧张、情绪有关。疼痛的周期性虽是本病的典型症状，但亦可表现为非周期性、不规则胀痛。

3.乳腺囊肿

常见的乳腺囊肿有单纯囊肿、积乳囊肿等。单纯囊肿较多见，主要是由于内分泌紊乱引起导管上皮增生，致使导管延伸、纤曲、折叠，折叠处管壁因缺血而发生坏死，形成囊肿。积乳囊肿又称乳汁潴留样囊肿，较单纯囊肿少见，主要是由于泌乳期导管阻塞，引起乳汁淤积而形成囊肿。

4.叶状肿瘤

叶状肿瘤一般生长迅速，表现为上皮和基质的增殖。任何年龄的妇女均可发生叶状肿瘤，但多见于绝经前妇女。叶状肿瘤的临床病程往往是不可预知的，通过细胞学构成和细胞异型性来推断良恶性有时并不准确。

5.导管内乳头状瘤

导管内乳头状瘤一般＜1cm，常表现为浆液性的、浆液血性或水样乳头溢液。

乳头血性溢液常由导管内乳头状瘤引起，且常为自发的单侧、单孔溢液。多孔乳头溢液一般为良性病变，不需手术，必要时行血清泌乳素检查以除外脑垂体病变。

6.硬化性病变

硬化性病变在乳腺X线检查、肉眼或显微镜观察下，有时可类似于乳腺癌的表现。肉眼下为不规则、灰白色硬结，中间皱缩，类似于乳腺硬癌的表现。在显微镜下病变呈星芒状，中间为纤维化中心，包含有塌陷的腺体成分。周围乳腺组织特征性的表现为不同程度的管内增生或腺病。

7.外伤所致的脂肪坏死、血肿及机化、钙化

8.感染性疾病，有急性乳腺炎、乳房结核、寄生虫所致的异物肉芽等

（杨寿涛　杨娥）

 炎性乳腺癌与急性乳腺炎有哪些临床相似点与差异点？

一、炎性乳腺癌

炎性乳腺癌是一种少见的特殊类型的乳腺癌，肿瘤特点极像急性炎症改变，以乳房皮肤的弥漫性红、肿、热、痛、水肿为特征，所以容易误诊为急性乳腺炎。常见乳房弥漫性或局限性皮肤硬化、变厚、表面不平，皮肤水肿似橘皮样，可有卫星结节。约有50%的炎性乳腺癌摸不到肿块，经病理诊断为乳腺癌。多数患者在诊断时可发现腋窝或锁骨上淋巴结转移，或两者都有转移，炎性乳腺癌发病率约占全部乳腺癌的2.0%，病程进展快、预后差。

二、急性乳腺炎

急性乳腺炎指的是乳腺及周围结缔组织急性化脓性感染，疾病多发生于初产妇的哺乳期。

三、炎性乳腺癌与急性乳腺炎临床相似点及差异点

（1）急性乳腺炎和炎性乳腺癌均可见到乳房红肿热痛等炎症表现，但急性乳腺炎时皮肤红肿有的较局限，有的较广泛，颜色为鲜红；而炎性乳腺癌时皮肤改变广泛，可以累及整个乳房，皮肤颜色为暗红色或紫红色。急性乳腺炎时皮肤呈可凹陷性水肿；而炎性乳腺癌的皮肤呈"橘皮样"改变。通过病理组织学检查可以鉴别。

（2）急性乳腺炎和炎性乳腺癌腋下都可以触及患侧淋巴结肿大，但急性乳腺炎的腋下淋巴结相对比较柔软，与周围组织无粘连，用手推腋下淋巴结活动性好，有明显的压痛；而炎性乳腺癌的腋下淋巴结肿大而质硬，与皮肤及周围组织有粘连，用手推腋下淋巴结不活动，压痛不明显。

（3）从全身症状上看：急性乳腺炎常有寒战、高热等明显的全身性炎症反应；而炎性乳腺癌通常没有明显全身炎症反应，如果伴有发热，也通常是低热或中度发热。

（4）从病程上看：急性乳腺炎病程较短，可在短期内化

脓，抗炎治疗效果明显，预后好；而炎性乳腺癌则病情进展快，一般不成脓，不发生皮肤溃破，但可累及整个胸部，治疗不及时还会发生远处转移，甚至会危及生命。抗炎治疗无效，预后较差。

（杨寿涛　文子函）

 6 乳腺小叶增生指的是什么？是否会演变成乳腺癌？

乳腺小叶增生又称囊性乳腺病，指乳房病变以腺体小叶和乳腺导管末梢扩张、增生和囊性改变为主。乳腺会受到内分泌腺的影响，女性在月经周期当中，激素水平发生变化，雌孕激素比例失调，使得乳腺导管增粗，导致乳房胀疼。这是乳房正常的生理性改变与乳腺癌没有直接关系。

因此保持心情舒畅、情绪乐观、健康的生活习惯是乳腺增生的最好防御武器。不要因为乳房疼痛、发胀，就造成情绪紧张，年龄在16～50岁的女性，都应定期进行乳腺普查，月经后第3～7天为最佳检查时机，可通过自查、定期到医院进行专科检查等方式。

（朱银平　郭虹）

 7 乳腺癌复发转移的临床表现有哪些？

乳腺癌是一种对女性身体伤害较为严重的疾病，通常来说，女性患有该疾病是需要去进行治疗的，但是很多的女性患者由于在治疗后没有采取较好的随诊措施，导致了疾病的复发，甚至转移，因此，早诊早治显得尤为重要。我们根据肿瘤复发出现的部位可以分为：局部复发和远处转移。

1.局部复发

局部复发主要表现为原患侧乳房周围再次出现癌块，包括保乳手术术后、乳房全切术后局部皮肤或患侧腋窝、锁骨淋巴结肿大；

2.远处转移

远处转移主要取决于转移部位，没有特定症状，主要表现为转移部位的疼痛和功能障碍。

（1）乳房、锁骨、腋窝淋巴结异常

乳腺癌患者需要经常观察乳房与两侧腋窝、锁骨上窝，有无肿大的淋巴结或异常结节，如果触摸感觉有"肿块"或者腋窝或锁骨上窝"饱满"感，不论是否有微痛与不适，应该及时就诊，检查是否有复发或有对侧乳房、腋窝、锁骨上淋巴结转移。

（2）胸壁出现丘疹样改变

应该注意胸壁是否出现丘疹样改变，包括颜色与质地等，表面暗红、质地稍硬等应该被注意到，建议及时就诊。

（3）久治未愈的干咳

患者近期没有发生感冒等疾病却经常出现干咳、胸闷气短、呼吸困难等症状，需要注意是否有肺转移的可能，建议及时就诊。

（4）疼痛

疼痛是转移的一个主要症状，如果患者出现某一区域的持续性疼痛，应该及时到医院进行检查。

①骨转移：骨骼、关节的持续性疼痛，不同部位的骨痛症状存在差异；

②肝转移：肝区持续性的剧烈疼痛，可能还会伴有食欲不振、消化功能障碍等，严重时则出现黄疸、腹水。

③脑转移：持续性头痛，可能很难与普通头痛区分开。

（5）骨折

患者无故出现骨折，尤其出现病理性骨折，应该注意是否发生骨转移。其实，有些患者是因为骨折才发现了骨转移。

（6）视物模糊

视物模糊、恶心呕吐等症状除了是药物治疗的副作用外，也可能由脑转移引起，建议及时就诊。

总之，对于女性乳腺癌复发转移的现象来说，患者是必须要去治疗的，因为只有经过系统性的治疗，我们才能够有效地将疾病控制在可控的范围内，通常在对乳腺癌复发转移的治疗上我们会采取：放射治疗、化学治疗、内分泌治疗等治疗手段，最大程度缓解患者的病情，从而延长患者的生存时间。

（杨寿涛　杨银松）

 8 急性乳腺炎的临床表现有哪些?

急性乳腺炎是乳腺的急性化脓性感染，是乳腺管内和周围结缔组织炎症，多发生于产后哺乳期的妇女，尤其是初产妇更为多见。哺乳期的任何时间均可发生，但以产后3～4周最为常见，故又称产褥期乳腺炎。

产褥期乳腺炎常发生于第一次分娩后，根据病变发展过程分以下两种类型：淤积性乳腺炎和化脓性乳腺炎。

临床表现：

1. 淤积性乳腺炎

发生于产褥初期（常在产后1周左右）。由于初产妇缺乏喂哺乳儿经验，易致乳汁淤积，未按时排空所致。患者感觉双乳不同程度的胀痛，并有中度体温升高（38.5℃左右），检查乳房胀满，表面微红（充血），压痛，但经吸出乳汁后症状多能消失。但如不及时处理，或乳头较小，被新生儿用力吮破，滞留乳汁可为化脓性细菌所污染。因此，应将多余乳汁排空，并注意乳头清洁。

2. 化脓性乳腺炎

多由于葡萄球菌或链球菌通过破裂的乳头感染所致。如前所述，产后乳汁淤积，如不及时排空，易致感染。细菌侵入乳腺管后，继续向实质部侵犯，则可形成各种类型的化脓性乳腺炎。

（1）炎症扩散至表浅淋巴管，导致丹毒样淋巴管炎。患者突发高热，往往伴有寒战，乳房触痛，局部皮肤出现红点或红线，为此型特征。

（2）炎症局限于乳晕部结缔组织，形成乳晕下脓肿。

（3）感染沿着淋巴管扩散到乳腺间质内，可自表面至基底，横贯乳房组织。由于结缔组织化脓而形成间质部脓肿。此种脓肿可局限于单一乳腺小叶，亦可扩散至大部乳腺。

（4）感染迅速扩散，深达位于乳房基底部与胸大肌之间的乳房后疏松结缔组织，形成乳房后脓肿。炎症或脓肿所在部位，均表现红肿及压痛。脓肿部按之有波动感，必要时可行试验穿刺，抽出脓液做细菌学检查，并做药物敏感试验，以供选择抗生素时参考。

（杨银松　张霞）

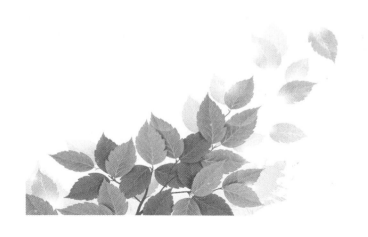

生活心理调节疑问篇

1 如何正确认识乳腺癌?

乳腺癌是指通常发生在乳房腺上皮组织的恶性肿瘤，是一种严重影响妇女身心健康甚至危及生命的最常见的恶性肿瘤之一，但也是女性所患恶性疾病中预后最好的癌症。乳腺癌患者获得长期生存后，不仅需要长期医疗和康复服务，而且需要接受日常生活指导，以形成和坚持健康的生活方式，从而改善治疗效果，提高生活质量。作为一种具有高生存率的疾病，乳腺癌患者更需要关注如何能健康的生活。

越来越多研究表明，乳腺癌患者参与积极治疗以及健康的生活方式会改善影响预后，乳腺癌患者诊断后的膳食营养状况、体重变化、体力活动状况及吸烟饮酒等个人生活方式相关因素与肿瘤复发转移、无病生存率和病死率密切相关。下面我们就来说说乳腺癌患者应该如何更健康的生活。

早发现、早诊断、早治疗

乳腺癌是一种全身性疾病，通常采用以手术根治为主的综合性治疗方案，包括术后需要做辅助化疗，一般是4~8个疗程。如果腋窝淋巴结有转移，需要配合辅助放疗。如果免疫组化提示雌、孕激素受体阳性，可以应用内分泌治疗的药物，其他还有一部分乳腺癌可以考虑应用靶向药物治疗。

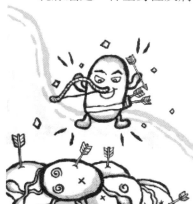

与晚期乳腺癌患者相比，早期乳腺癌患者治愈率高，治疗后复发和转移风险低，手术方式选择多样性。因此乳腺癌患者因积极配合医生进行尽早治疗，切莫错过最佳治疗时机。

（张勇　马妮娅）

2 乳腺癌患者如何进行心理调适？

一、乳腺癌患者的心理特点

在确诊前，患者一般都非常想知道自己患的是什么病？能不能治好？病情如何？能否有好的疗效？同时也比较害怕面对患病这一事实。所以，对于家庭和医护人员抱有怀疑的态度，尤其听到或看到别人的议论，更会和自己的病情联系在一起，胡乱推断自己的病情等。因此，当患病时应到正规的医院做检查，应相信

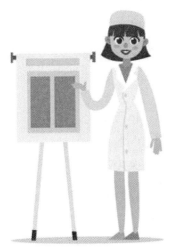

医护人员及家人。有疑问时，可以找乳腺专科医生咨询。

当得知自己患上乳腺癌时，患者都会感到仿佛是厄运降临，不知所措，觉得身边所有事物都变得黯然失色，给患者的心理造成很大的打击。虽然每位患者的情况和行为，在表现上会有所不同，但都主要存在焦虑、恐惧等心理问题，表现为震惊、否认、愤怒、忧郁到接受等。由于受到疾病的影响，家庭生活也会发生一系列的变化，如：医疗费用支出增加、工资收入减少、开支增大等，这些也会给患者在心理上

造成很大的压力。

二、被确诊为癌症后怎么办

患者一旦被确诊为癌症后，一开始都会表现出恐惧、焦虑、消沉甚至对生活失去了希望，逐渐表现到比较理智地面对疾病、配合治疗。这个时候，应告诉医生您的真实想法。如：您最担心的是什么？哪些治疗方法最好？会有哪些不良反应等，并与医护人员共同讨论，采取适合您的最佳治疗方案。也可以找一些治疗效果好的病友、医务社工多聊一聊，从中汲取好的经验，提高战胜疾病的勇气和信心，有利于疾病的康复。

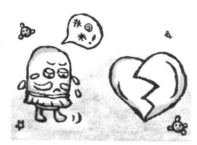

三、中年患者的心理护理

中年乳腺癌患者，一般处于上有老，下有小，事业和家庭两方面压力都比较大的时期，因此普遍存在心理负担较重的情况。中年癌症患者尽量做到不要压抑自己的不良情绪，正确对待挫折与失败，冷静地接受现实，减轻顾虑，配合好治疗，以积极、阳光的心态接受治疗。

四、老年癌症患者自我心理护理

老年癌症患者，普遍存在明显的孤独感，对未来生活感到无望，所以在日常生活中应尽量给予周到、细致的照顾，让患者感到身边充满了关怀与温暖，使患者树立坚强的生活信心，对于癌症带来的痛苦及治疗带来的不良反应，要以积极心态去面对，相信自己及身边的人，共同与病魔斗争，并最终战胜癌症。

五、什么是乐观心理

所谓乐观心理，是指积极向上、对生活充满信心的心理状态。乳腺癌患者应以积极健康的心态对待日常生活中遇到

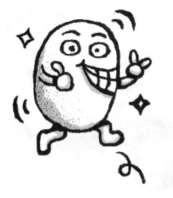

的事情，正视现实，采取积极态度，就像俗话说的："遇到烦心事，不要往心里去""想得开"。配合医护人员及家属的治疗，及时度过对疾病的恐惧、焦虑、消沉的时期，从精神上战胜癌魔，提高生活质量，延长生命。

六、正确面对肿瘤的复发和转移

患者在接受一段时间的治疗后，都渴望疾病可以得到好转及康复。但也有些患者在治疗后肿瘤却复发、转移了，这会给您带来沉重的打击，面对这种打击您应该怎么办呢？当然不能向癌症屈服，从此失去治疗的信心。您要敢于面对现实，像初次时那样，积极配合医护人员制定治疗方案，通过治疗来改善病情，相信医学，不要因为复发、转移而否定了治疗效果，而要做进一步的治疗，来争取实现好的结果。

七、如何自己缓解心理压力

乳腺癌患者大多都要承受很大的心理压力，这属于正常的心理现象，但这种压力往往会给疾病的治疗造成不良的影响，所以患者需要帮助自己缓解心理压力，可以采取以下方法：

a.倾诉的方法。找自己信赖的对象，把痛苦全都说出来，以得到对方的安慰与鼓励。

b.发泄的方法。比如，当感到自己心理特别压抑难受的时

候，可以找一个合适的场所大喊；必要时，大声地哭出来；平时喜欢跳舞的人可以尽情地跳舞等。

c.转移注意力的方法。可以积极地投入到某项自己喜欢的、有意义的工作或者娱乐中去，如：看电影、逛街、购物、画画、听音乐、看电视等，还可以走近大自然中去，让自然界鲜艳的花草、清新的空气来带走您的不愉快。通过以上方法来减少心理压力，促进心理健康。

八、潜意识对癌症的影响

目前，医学研究已经证明，人的潜意识对不良情绪的承受是有限的，如果承受的过多，就会转移成疾病，甚至于是癌症。潜意识是指：有些当时想不起来，过后想起来的潜在心理活动，这种潜意识的心理活动，若处理不当，就会导致各种疾病，包括癌症。当然，如果您的心理素质好，懂得如何进行自我排解不良情绪，在未进入潜意识之前，及时地将不良情绪调整好，使之成为一种宝贵的生活体验，当您在以后的生活中遇到挫折或失败时，就可以发挥自己的这种潜意识。通过您曾有过的生活经验，以积极的心态去面对问题，并用正确的方法解决问题，使自己的人生充满希望与乐趣。

（杨寿涛）

 如何进行乳腺癌患者心理护理？

乳腺癌是目前全世界范围内危害各年龄段女性健康的最常见的恶性肿瘤之一，且近年研究显示其发病率呈逐渐上升趋势。乳腺癌患者在疾病诊断、治疗过程甚至在无病生存状态下，都面临躯体功能完整性丧失、治疗副作用，因乳房缺失造成家庭生活自卑心理和不和谐等情况，造成巨大的心理压力，容易产生各种不良情绪甚至症状，影响生活质量。随着肿瘤治疗模式从传统医学转变为"身心同治"的生物-心理-社会医学模式，肿瘤患者特别是乳腺癌患者的心理状况受到广泛的关注。

一、乳腺癌患者心理特点

乳腺癌患者心理特点主要分为以下三类：

1.情绪障碍

乳腺癌患者经过疾病认知、治疗等一系列刺激后，通常会产生紧张、恐惧、焦虑、抑郁、绝望等一系列情绪障碍，甚至出现相应的临床症状，其中以抑郁和焦虑最为常见，且抑郁和焦虑多为同时存在。对于乳腺癌患者来说，治疗的结束并不意味心理问题的解决，形象改变、社会功能、家庭生活等因素将长期影响患者心理状态。焦虑、抑郁等情绪障碍性的心理问题对乳腺癌的诊治常有不良影响，不仅严重降低患者的生活质量，还可能持续影响患者的后续治疗，增大复发转移的风险。

2.认知功能障碍

乳腺癌患者的认知功能障碍主要是化疗相关的认知障碍，是指在化疗疗程当中或化疗后的记忆力、信息加工速度、注意力等认知功能的下降，发生率约为20%~30%。既往研究已经证明乳腺癌患者认知功能的下降与患者生存质量的降低有直接关系。记忆力的损害是乳腺癌患者化疗后最典型的认知功能障碍。

3.心理韧性

心理韧性是指个体在消极环境中保持良好身心状态并适应周围环境的能力，强调医患均以积极的眼光看待疾病状态下个体心理状况的发展，虽是一种个人能力，但予以适当干预可得到提高。既往研究显示：高水平心理韧性的肿瘤患者可以积极面对疾病，调整好自己的身心状态，从而获得较高的生活质量，对促进疾病康复有益。因此提升患者的心理韧性水平以促进其身心康复对于提高患者的生活质量有重要的临床意义。心理韧性达到稳定是动态变化的过程，需要一定时间。

二、应对措施

1.积极了解疾病相关知识

通过咨询医护人员、查阅科室宣传栏、微信公众号、百度、咨询其他病友等方式详细地了解乳腺癌的相关知识，包括乳腺癌发生的相关病因，疾病治疗的方法以及预后，树立战胜疾病的信心。

2.心理干预

早期的心理干预可明显降低化疗对病人的毒副反应。化疗对于大多数病人来说是一个痛苦的过程，因此要提前了解化疗相关知识，做好足够的心理准备。责任护士充分关注病人负面情绪的来源并积极疏导，引导其发泄，病人要学会自我放松的技巧与方法，如加入科室微信群，积极与其他乐观病友聊天。化疗后导致的恶心呕吐反应可以用转移注意力的方法来缓解，比如听音乐、绘画、看电视等。

3.家庭支持系统

乳腺癌的治疗是一个长期、复杂不确定的过程，因此病人需要家庭支持的愿望更加强烈。一个质量好的婚姻需要夫妻双方共同努力和经营，尤其在一方患病时另一方要给予积极支持，与对方一起共渡难关。因此病人在治疗期间非常需要丈夫的支持、细心照顾。家人特别是丈夫的积极参与和鼓励能使病人更积极地参与治疗。鼓励家属、亲友、家庭、社会各方面参与病人心理干预过程，使其感觉不再是孤身一人面对疾病，从而缓解和消除负性心理情绪，增强疾病治疗的信心。

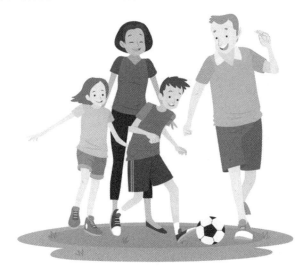

4.角色缺失

对于乳腺癌的病人来说，不仅要面对疾病重大的打击，并且要离开自己的孩子去医院治疗，不能很好地承担母亲的角色，未能尽到母亲的责任与义务，心理会有自责感、失落感，觉得对不起孩子，更害怕丈夫和婆婆看不起自己甚至抛弃自己。实际上，病人在出院回家后一样可以给孩子爱，在身体允许情况下可以照顾孩子，增进母亲与孩子之间的感情交流，可以做力所能及的家务活，积极参与家庭生活，但不宜过度劳累。

乳腺癌是常见的一种恶性肿瘤，其在心理上承受很大的压力以及创伤，但不宜过于焦虑，应配合医护人员的治疗，积极面对生活，提高生活质量，逐步恢复自己的各种生活角色。

（赵宏　朱娇阳　孙艺宁）

 4　乳腺癌病人围手术期的心理应对措施有哪些?

一、确诊乳腺癌病患者的心理状态

当确诊为乳腺癌时，病人往往产生悲观、恐惧心理，表现为焦躁不安、失眠、疑虑，病人认为病情十分严重，患了"绝症"，于是开始给丈夫、父母和孩子写遗书交代后事，情绪低落，感到死神即将降临、惶惶不可终日，出现心理恐惧。同时想到自己就要离开自己的亲人和人世时，产生悲伤、留恋、牵挂和内疚之感，觉得走得太早太急，还有许多事情没有做完，对亲人感到愧疚，没有尽到责任。其实癌症并不可怕，只要有信心，就可去攻克它、战胜它，乳腺癌是不治之症的说法在今天显然是言过其实了。就乳腺癌而言，如果能做到早期诊断和规范治疗，那么则有机会治愈。

要想获得好的治疗效果，其关键在于正确认识疾病，调整好心理状态并积极配合治疗。

1. 新入院病人

病人入院后，包括其家属因担心病情、手术效果等，都会表现出焦虑、沮丧的情绪。此时可以向医护人员诉说，并寻求他们的帮助，特别是了解有关患者的治疗方案及治疗效果的信息，同时积极配合医生完成各种治疗计划。患者无须过度焦虑，这样反而会加重病情。必要时，可适当使用镇静药物改善不良的情绪，保证休息与睡眠，使机体处于手术的最佳状态。

2. 术前心理

随着手术期的临近，很多病人从最初想尽快切除肿瘤转变成担心、恐惧心理，担心手术效果、医生水平，肿瘤是否转移扩散及预后乳房缺如影响美观情况等。结合临床分以下：

（1）恐惧心理

大多数病人都认为癌症是不治之症，会害怕、情绪紧张、心神不安，产生极大的恐惧心理，担心术后需要他人照顾，这样的现状会让病人感到自尊心受到伤害而自卑。其实乳腺癌并不是那么可怕，只要能接受全程且规范的治疗，就能完全回归家庭，回归社会。就医护人员而言，一方面，应给予患者充分的尊重，从而维护患者的自尊心；另一方面，与患者家属充分沟通，取得家属的支持。

（2）焦虑心理

因家庭经济困难，怕拖累家人拒绝治疗的这类病人需要开导。你可能无所谓，但是你必须为家庭着想，他们需要你。你可以摸清病情，再多了解身边其他癌症病人的积极状态，尽量将紧张情绪转变为心情舒畅、豁达开朗的心境。

部分患者因担心治疗费用昂贵，增加家庭经济负担，从而出现焦虑情绪，对于此类患者，需积极开导，尽量了解医保政策，打消患者顾虑，缓解其焦虑的心情。

3. 术后心理

由于乳腺癌以手术治疗为主，且切除乳房后会影响病人的形体美观，因此多数病人情绪极其低落，表现出烦躁、自卑、甚至绝望，结合临床可分以下：

（1）自卑心理

多见于性格内向的病人，由于手术损毁了女性第二性器官的完整，从而担心失去丈夫的疼爱，担心性生活不和谐，害怕被人歧视嘲笑，常常表现为愁眉不展，失眠抑郁等心理，医护人员可以建议患者通过佩戴义乳，接受乳房重建手术等方法，改善术后形体外观，重拾信心。实际是有办法弥补的如：佩戴义乳，乳房重建术等，外观无损形象。

（2）悲观心理

当病情不见好转，恐惧和焦虑的同时，由于缺乏对乳腺癌的正确了解，加之疾病和治疗副反应所带来的痛苦和不适，因此常常乱发脾气、少言寡语、精神萎靡，产生消极悲观的心理。此时患者可主动与医护人员沟通，充分了解病情，增加治疗信心。

（3）绝望心理

病情恶化、肿瘤转移及放疗、化疗的不良反应等，使病人意识到所做的一切都是徒劳的，到头来会是人财两空，因此对治疗和生活失去信心，拒绝治疗，等待死亡，严重时还会出现自杀倾向。此时，可以向他人倾诉内心的不快和苦闷，通过劝慰启发建议，传递康复希望等方式使其消除疑虑，可以记录情绪日记和建立激励卡片，选择适合的方式宣泄愤怒、被压抑的情绪，通过集体座谈和集体活动，交流乳腺癌康复和治疗经验，特别是其配偶，要更体贴照顾，倍加疼爱，为病人提供持续情感支持和照顾，使其充满信心，保持稳定的心态积极配合治疗。

二、康复出院后护理

出院后应尽量避免用患侧上肢搬运、提过重物体；不宜用患侧上肢测血压、静脉穿刺等；避免皮肤破损，以减少感染的发生。遵医嘱，定期复查，提高病人对疾病的认识，病情允许的情况下可以继续工作。爱美是女人的天性，爱美之心人皆有之，现代医学已能满足病人的爱美心理。早期乳腺癌病人行保留乳房手术能保持体形美，不用担心这一问题。同时现代医学已能进行乳房重建术，可满足患者爱美的要求，如果不愿做手术，则可配戴义乳以满足病人保持体形美的要求。配戴义乳不仅为了体形美，而且能消除因乳房切除后胸部不平衡所引起的肩部肌肉酸痛等症状，也为病人消除术后形象损坏的后顾之忧。

1.达到和保持健康的体重

肥胖本身危害很多，肥胖会造成高血脂，血脂过高就会造成血管狭窄堵塞，严重的还会形成冠心病，脑血管疾病，危害人的身体健康。其次还会造成血压偏高，引起各种心脑血管疾病。肥胖还能造成代谢功能紊乱，比如说引起糖尿病等代谢性疾病；还会造成各种心理疾病，比如社交恐惧症，严重的还会影响生育功能。体重变化与乳腺癌预后息息相关，维持健康的体重需要我们"动静结合"——饮食和运动相结合。饮食能够使能量"进入身体"，运动是"能量的利用"，两者要均衡，才能保证乳腺癌患者的健康。

2.调整膳食结构，使其富含蔬菜水果、全谷物

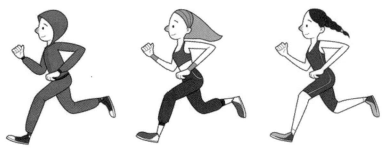

膳食结构和食物选择与乳腺癌患者的疾病进展、复发风险、总体生存率有关。富含蔬菜水果、全谷物、禽类和鱼类的

膳食结构与富含精制谷物、红肉和加工肉、甜点、高脂类和油炸类的膳食结构相比，可以使乳腺癌患者的总体病死率降低。而且乳腺癌的治疗容易引起患者食欲减退，从而造成营养摄入不足，合理的膳食能够增强患者的营养，保证患者有足够的营养补充。

乳腺癌患者饮食推荐多样性，避免只吃精粮、复合加工食品，建议每餐应该含有谷物（主食）、水果蔬菜、优质蛋白（鱼、蛋、奶等），比例约为4：3：3。可以适当补充糖类，增加维生素的摄取，补充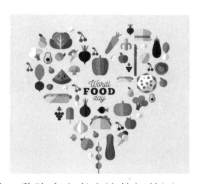足量的水分，保障食物的多样性。乳腺癌患者应该禁烟禁酒，少吃或者不吃辛辣刺激、油腻、霉变、腌制或者过咸的食物。

3.有规律地参加体力活动

乳腺癌患者适当、有规律地参加体力活动可以相应降低乳腺癌复发率、病死率。此外，体力活动还可以缓解患者紧张和抑郁情绪，提高自我认知；进行中等强度的有氧耐力训练可以增加骨密度，提高心肺功能、肌肉力量。乳腺癌患者应避免静坐生活方式，尽快恢复到以往的日常体力活动。18～64岁成年患者，每周应坚持至少150分钟的中等强度运动，最好保证每天都进行锻炼；大于64岁的老年患者如果合并使行动受限的慢性疾病，可根据医生指导适当调整运动时间和运动强度，但应避免长时间处于不运动的状态。

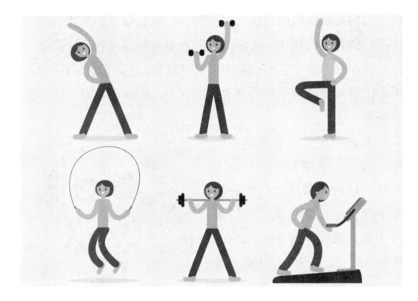

4.戒烟忌酒

诊断为乳腺癌的患者继续吸烟比不吸烟的患者相比，死亡风险明显增加。虽然中国妇女主动吸烟率仅为2.5%，但总体暴露于二手烟的比例为71.6%，被动吸烟增加了绝经后或肥胖的乳腺癌患者不良预后的发生。所以，我们建议乳腺癌患者应该尽量避免吸烟或者被动吸烟，吸烟的乳腺癌患者也应该及早戒烟。喝酒对于乳腺癌患者来说也是不良的生活习惯，有研究表明，喝酒与很多癌症都有关系，比如：口腔癌、肝癌、喉癌、咽癌、食管癌、大肠癌、乳腺癌，而且乙醇能够增高外周血液雌激素浓度，可能会增加乳腺癌复发风险和死亡风险。所以乳腺癌患者也应该尽量避免乙醇摄入。

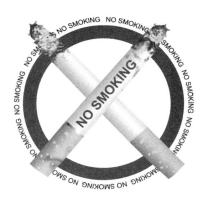 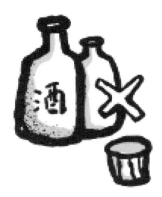

5.谨慎选择使用保健品

首先什么是保健品呢？保健品是指声称有特定保健功能或以补充维生素、矿物质为目的的食品，欧美国家一般称为"膳食补充剂"，包括维生素、矿物质、草药、氨基酸等。但迄今为止没有任何一项研究表明保健品能够有效改善乳腺癌预后，相反还可能会增加死亡风险。而且，各种膳食补充剂和复合维生素与早期乳腺癌诊断后的复发、病死率没有关系。我们建议乳腺癌患者应该尽量从饮食中获取必要的营养素，在临床表现或生化指标提示营养缺乏时，才需要考虑服用营养补充剂，但也应该在医生的指导下规律、适量服用。

（赵宏　朱娇阳　孙艺宁）

5 乳腺癌患者如何做好情绪管理?

近年来相关研究发现乳腺癌的发病是多种因素综合作用的结果。研究中，许多早期乳腺癌患者在就诊前5年有较多的负性生活事件经历，而精神创伤、不幸生活经历、抑郁等不良心理女性极易产生抑郁情绪，导致内环境失衡，免疫力下降，使淋巴细胞、巨噬细胞对体内突变细胞的监控能力和吞噬能力下降，当这些反应积累到一定程度时会导致身心疾病以致肿瘤的发生，尤其是女性乳腺癌。精神和心理的负面影响增加了乳腺癌的危险性。所以我们今天就讲讲乳腺癌患者的情绪管理问题。

乳腺癌患者的心路历程是随着诊治的不同时期，发生着不同的变化。当患者得知可能患有乳腺癌时，常伴有极端的心理状态，如愤怒、自卑、焦虑、抑郁、恐惧、担忧、悲伤、灰心等，这些心理问题还受很多因素的影响，如年龄、性格、文化程度、职业、经济、病理分级、治疗手段。所以医务人员应该针对不同的人群，充分与患者家属沟通后，制订不同的、适合患者的个性化沟通方案，将实际病情告知患者，以取得患者的理解与配合，使治疗得以顺利的按计划完成。

当患者进入确诊阶段，心理会经历震惊期、怀疑期、恐惧期、幻想期、绝望期、平静期，这是人对于疾病和死亡的恐惧，是正常的心理反应，关键是要积极调整心态，达到心理平衡，而且身体也会随心理状态的改变，朝好的方面发展。在这个阶段里，如果仍不能调整好情绪，负面情绪过多，如焦虑、抑郁、不安、急躁易怒、心烦意乱等，这些情绪将对患者的日常生活、生活质量、护理满意度、是否接受疾病诊断及治疗效果等造成影响，且负性情绪越重、持续时间越长，患者的生活质量、护理满意度等越低。

虽然在治疗阶段，患者的负性情绪有明显的下降，但是由于手术治疗可能导致身体的残缺，患者会加重自卑心理，对自己失去信心。加之放疗、化疗导致的副反应，患者也会出现一定程度的焦虑、抑郁、恐惧等心理，尤其第3次化疗后病人的抑郁和焦虑状况更加严重，随后又逐渐下降。这些不良情也会导致更多的生理问题，如肿胀、发热、心悸、口腔溃疡、皮肤的变化、疼痛、阴道炎和膀胱炎等问题，免疫功能相关的症状和心悸等。所以在这个阶段，患者应及时将不良反应告知医护人员，以得到积极正确的处治，避免加重身体的不

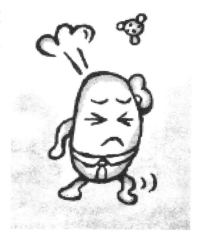

适感。同时这个阶段家属和病友的鼓励也很重要，要使患者有信心去战胜眼前的困难，认识到身体的残缺不能让心理也残缺，残缺也是一种美。只有勇敢地面对自己，走出自己的心理阴影，才能走进阳光天地！

当患者完成了所有既定的治疗后，就进入康复阶段。这个阶段没有初病时难以克服的恐惧，更多需要面对的是回归普通生活后，来自社会、家庭以及工作等的压力。只要家人和朋友能够给予足够的关怀和正确的引导，患者就可以回归到正常的社会角色中。但也有的人却始终走不出心理阴影，担心肿瘤复发转移，惶惶不可终日，焦虑和抑郁等负面情绪占据主导，这将对包括生理功能、生活、家庭功能、情感功能等都有显著不利影响。因为抑郁、焦虑等负面情绪可经下丘脑等人体中枢神经系统控制内分泌器官的激素分泌，进而对免疫功能造成影响，当机体出现免疫功能缺陷时，其对恶性肿瘤的识别和消灭能力显著降低，使得肿瘤复发转移的概率增加。所以经历了艰难和痛苦的患者，要相信自己完全可以克服这个挑战，迎接自

己美好的明天。

简而言之，乳腺癌患者的心理管理是不容忽视的，只有保持良好的心态和健康行为，才能正确地面对癌症，增强战胜疾病的信心。主要的心理管理方法有：参加健康教育、行为心理治疗、社会支持、专业心理咨询。

1.参加健康教育

就是一种认知疗法、纠正患者错误的认知、建立正确的认知模式、知己知彼、消除未知恐惧的过程。这些健康教育可以是医院、社区和媒体上的科普讲座。要正确认识乳腺疾病，减轻心理恐惧，增强对医生的信任与配合，树立战胜疾病的勇气和信心，提高自身健康意识，提高治疗依从性。尽早期积极治疗乳腺癌，降低疾病带来的心理压力和经济损失。

2.行为心理治疗

这是应用心理学理论和方法来改变患者症状和行为的心理治疗方法。可以有放松训练、深呼吸、音乐疗法、自我暗示（想象疗法）、安慰疗法等。这些都可以帮助患者减轻心理应激和躯体并发症，可用于减轻患者化疗等治疗不良反应。

（1）放松训练：瑜伽、气功、坐禅、大叫宣泄法、渐进性肌肉放松法，这些可使精神放松，解除患者的焦虑、抑郁、失眠、饮食困难及疼痛，增强对疾病的控制感，提高治疗效果。

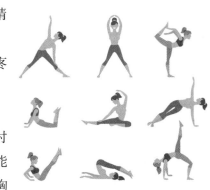

（2）深呼吸：吸气的时候用腹部带动胸腔，尽可能多的吸入空气，直到整个胸

腔和腹部完全鼓起，然后暂停2秒，再缓缓地将空气从胸部和腹部排出。吐气的时候，尽可能排除胸部和腹部的空气，然后暂停几秒。接着，开始缓缓地吸气，重复循环以上动作5~7次。注意：深呼吸时，尽可能使身体保持正直的姿势，不用很刻意地做，让呼吸自然而然地发生，并可察觉随着深呼吸的进行，身心变得越来越宁静和放松。

（3）音乐疗法：引起人体心理生理状态改变、改善焦虑、紧张、恐惧、抑郁等不良情绪、提高对疼痛的耐受力，增强手术、化疗、放疗等综合治疗后的免疫功能、有助于癌症患者的康复、提高生命质量。

（4）安慰疗法：需要家属、朋友和医生的参与，从思想上解除患者负担，消除顾虑。可以采取陪患者一起聊天、散步、练功、娱乐等方式；正确解答患者所关心的问题，及时解决患者思想上的疑问和牵挂，共同回忆和讲述患者和亲朋好友一起做过的事情，使患者在思想上得到安慰。但值得注意的是，这个安慰要真诚、热情，不能敷衍、搪塞、哄骗，但可以避重就轻，以鼓励为主。

（5）自我暗示：在化疗和放疗时，可以想象化疗的药物和射线在杀死自己身体内的癌细胞，没事的时候可以想象自己

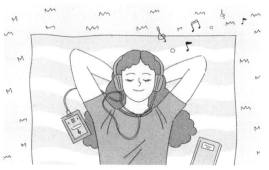

全身畅通，通过想象，认为自己战胜了疾病，健康如初。注意：在进行这些想象时，身体要放松，要抛弃各种杂念。

3.主动、合理利用社会支持系统

每一位患者都是社会的一员，当面对困难时，要想到身边还有亲人和朋友，还有单位和同事，还有社会团体和康复组织，还有医院的医务人员可以在各个方面给予帮助，这时就不会那么孤单无助，不会那么焦虑绝望。对于家人和朋友要信任，多倾诉，同时也要理

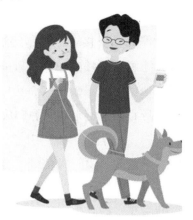

解家人，他们也是需要心理状态的调整过程，彼此关怀，共同面对。对于医疗问题，要找医务人员的专业支持，千万不可病急乱投医。对于社区和单位一定要在身体恢复后，积极回到社会和工作的正轨上，不可一蹶不振。只有这样才能真正恢复患者的社会和家庭功能。

4.要寻求专业的心理咨询，坚持长期心理疏导

有的患者由于传统文化的束缚、认识不足、碍于面子不愿进行心理咨询，自己默默承受着各种压力和内心的挣扎，无处释放，最终转化为对身体的不利因素。所以此时进行专业疏导，可以事半功倍。专业的心理咨询师可以建立长期档案，进行近期及远期效果的评估，根据不同患者的心理特点，实施个性化的心理咨询，通过专业手段帮助患者释放不良情绪，缓解压力。

最后，我们无法回避的话题仍然是死亡。但当人们都了解死亡、接纳死亡的事实时，临终关怀可以让每个人都从容安排生命，能够安静、安详、无痛苦的享受生命最后的阳光，有尊

严地走完人生的最后历程。

　　随着生物—心理—社会医学模式的建立，乳腺癌相关的负面情绪和不良情绪调节的心理机制，以及情绪如何通过免疫调节功能影响癌症发病、进程以及病死率等相关问题，越来越引起了国内外相关学者的关注。

近期的癌症的干预研究也表明：冥想训练、自体训练、音乐治疗、综合干预等心理干预对改善癌症病人的生活质量、抑郁和焦虑症状等方面都有显著的影响。综上所述，保持乐观开朗性格，增强对精神打击的耐受力，有助于降低乳腺癌的发病率。

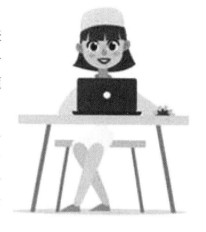

（聂建云　杨庄青）

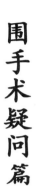

围手术疑问篇

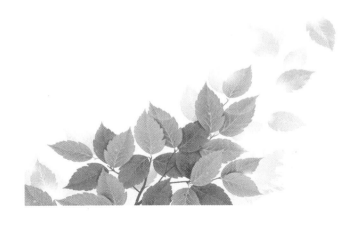

1 乳腺癌病人手术后能活多少年？

乳腺癌是女性常见恶性肿瘤，关于乳腺癌病人术后能活多少年确实是临床中难以回答的问题，具体要根据患者的病情、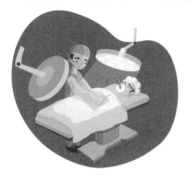分期、年龄、病理分型、身体状况、治疗方法，以及患者的心理、家庭社会支持、基础疾病等综合考虑。目前中国乳腺癌5年生存率83%，要有一个好的治疗效果，最重要的是早期诊断、早期治疗、规范诊治。

（杨寿涛　钱萍）

2 晚期乳腺癌病人手术后能活多少年？

晚期乳腺癌，指乳腺癌出现远处脏器转移，此时疾病已进入晚期，往往无法根治。生存年限与转移部位、进展速度、身体状况、治疗效果，以及心理、家庭社会支持等有很大的关系，若要延长病友的生存期，需要从以上多个方面入手。若单纯乳腺癌骨转移，在病情控制良好的情况下，可以达到10～20年，甚至长期带瘤生存。若伴肝、肺转移，生存期可达到3～5年甚至更长，所以良好的心态和规范的治疗是乳腺癌长期生存的必须过程！

（杨寿涛　钱萍）

3 如何进行乳腺癌术后引流管护理?

（1）术后引流管需妥善固定保持通畅，以免引流管受压、扭曲、打折及脱落。

（2）患者在床上翻身时需要注意引流管的放置位置，防止活动时引流管脱出。如引流管脱出，应及时通知护士及医生，给予处理。

（3）负压引流球或引流盘需要保持半瘪状态。如负压球或盘膨胀鼓起，请及时通知护士，给予处理。

（4）每日清晨护士会为患者倾倒引流球或盘里的引流液，并记录24小时引流量。

（5）注意观察引流液的量、颜色，如每小时超过100mL或引流液颜色鲜红则提示有活动性出血，应立即报告医生及时处理。

（6）引流量一般术后1~2天比较多，以后逐渐减少。引流管留置期间需要每隔半小时或者一小时反折挤压引流管，以保持引流管通畅，引流液由血性逐渐变为淡黄色。引流管放置时间根据患者的引流量酌情而定。引流液颜色变淡，24小时引流液10mL左右，局部无积血、积液，可考虑拔管。

（7）患者下床活动前，应注意将引流管理顺，以免引流管牵拉脱出；注意保持引流管及引流球的位置始终低于引流管出口处以防止逆行感染。

（8）护士会用抗过敏胶布为患者固定引流管，如发现胶布松脱，请及时告知护士更换。

（执湖仙　罗佳雨）

4 什么是乳腺微创手术?

乳腺微创手术是指运用微创旋切设备，使穿刺活检针在超声、核磁、钼靶等的引导下到达肿瘤下方，打开穿刺活检针上面刀槽，通过负压吸引，将肿块吸引到刀槽里面，然后通过旋切刀连续的旋切将肿块切除，最后通过自动负压管道吸出肿块组织至机器里面。

（1）适应证：①直径小于3cm的良性肿块；②肿块不位于乳头、乳晕旁；③患者有意愿做微创。

（2）禁忌证：①肿块超过3cm；②肿瘤靠近乳晕，微创会伤及乳管影响后期哺乳；③病灶过于表浅、接近皮肤；④肿瘤位于腺体边缘。

（3）乳腺微创手术的优点：①因其可以超声定位，故可准确定位，并进行肿块切除，尤其是针对不能触诊、<1 cm 的肿块，可保证切除的准确性；②手术创伤小，术后不需进行缝合，术后瘢痕小，不会影响乳房美观；③手术简单方便，操作时间短；④手术操作过程中，微创手术不受乳房大小、病灶位置或腺体致密度影响，可清晰显示细微病灶，避免手术操作盲目性；⑤缩短住院时间。

（4）缺点：①费用高；②手术对主刀要求高；③相较于传统手术而言，微创手术对肿块的大小有限制，超过3cm的肿块，需慎重考虑微创手术。

（张倩　王鑫）

5 乳腺微创手术的术后注意事项有哪些?

①术后加压包扎3~5天;②避免患侧上肢剧烈运动;③术中出血较多者,可延长压迫时间或再次加压包扎;④避免使用活血化瘀药物2周;⑤术后72小时禁止自解绷带和局部热敷;⑥术后进食清淡,少食刺激性药物;⑦如有瘀青、明显肿胀、呼吸困难等症状,及时就诊;⑧解压后避免剧烈运动,穿戴胸罩。

(张倩　王鑫)

6 乳腺癌术后淋巴水肿的相关知识有哪些?

乳腺癌是全球女性最常见的恶性肿瘤,约占女性恶性肿瘤的29%。手术是其主要的治疗方式,但部分患者术后会发生继发性上肢淋巴水肿,且在术后2年内发生率逐渐增高。我们在这里主要讲述的就是针对乳腺癌术后导致的上肢淋巴水肿预防与治疗的相关知识。

淋巴水肿是指淋巴系统的负荷量超过了系统的运转能力,淋巴液无法得到有效运输,导致患者局部或全身肿胀的病理过程。

间质液生成和运输间关系失衡可能有下列原因:①淋巴系统的物理性损伤(淋巴结或淋巴管)导致可供转运载体减少;②淋巴管管道阻塞;③先天性淋巴系统畸形,从而淋巴水肿可分为原发性淋巴水肿和继发性淋巴水肿。表现:疾病早期,患处皮肤弹性尚良好,肿胀多为可凹陷性,随病情不断恶化,患肢皮肤逐渐增厚，表面干燥、坚硬，皮下纤维结缔组织增生纤维化，并伴有脂肪沉积而导致患处皮肤弹性消失，肿胀变为不可凹陷性，皮肤表面过度角化，并可并发皮损。

乳腺癌相关淋巴水肿是乳腺癌术后常见的并发症之一，可引起患肢肿胀、疼痛、麻木、功能障碍及感染等症状，从而加重乳腺癌患者的心理及医疗经济负担，导致生存质量下降。2013年国际淋巴学会专家共识指出，手术、放射治疗、淋巴管炎等因素均可导致淋巴管损伤，使淋巴液积聚而造成淋巴水肿。由于诊断时间和方法的不同，淋巴水肿发病率为13.5%~41.1%。淋巴水肿发生隐匿，一旦发生病理改变将很难逆转而终身带病，因此，淋巴水肿重在早预防、早发现、早治疗。

一、乳腺癌相关淋巴水肿的危险因素

（1）疾病因素，肿瘤分期越晚、肿瘤体积越大的乳腺癌患者淋巴水肿的发病风险越高；

（2）治疗因素，放射治疗比不做放射治疗的发病率增加0.1%~0.8%；化疗对淋巴水肿发病风险影响的研究结果尚存在争论，而部分外科医生研究认为淋巴结清扫数目增多会增加淋巴水肿的风险；

（3）日常护理风险：在护理过程当中我们应注意患肢抽血、持续测量血压、提重物及高温会增加淋巴水肿发病风险，提示护理人员在工作中应尽量避免在患肢进行肌肉注射则不会增加淋巴水肿的发生风险；

（4）并发症，存在并发症，如：高血压、糖尿病是否成为淋巴水肿的危险因素目前尚不明确。

二、乳腺癌相关淋巴水肿的检查项目

淋巴水肿的早期发现主要依靠患者自我症状感知，临床常用的诊断方法是臂围测量、B超检查。此外，水置换法、淋巴显影及生物电阻抗法也是早期诊断淋巴水肿的方法，但因操作不便、费用昂贵等原因临床推广较少。

三、乳腺癌相关淋巴水肿的治疗方法

主要分手术治疗和非手术治疗。

（1）手术治疗：主要使用外科手段，包括：移除皮下脂肪和纤维组织，可伴肌肉内建立真皮皮瓣以促进浅表向深部的淋巴管吻合。

（2）非手术治疗：综合性去水肿理疗（CDT）又称复合理疗、综合消肿疗法，是目前国际公认最有效的非手术治疗方法，包括淋巴引流术（MLD）、局部皮肤护理、加压疗法、运动疗法。已有报道证实，CDT可以起到控制早期淋巴水肿病情发展、减轻淋巴水肿的程度并保持皮肤和支持结构的健康状态的作用，并可用于针对淋巴水肿各病程阶段的治疗。现在临床上普遍将CDT于其他治疗方式相联合进行干预。

四、乳腺癌淋巴水肿的健康宣教和提高患者认知的及依从性

（1）功能锻炼：指导患者患肢进行环绕运动、耸肩、抓握运动，患肢避免从事激烈、重复性的活动，避免穿限制淋巴循环和血液循环的衣物，如含松紧带的衣袖，不带过紧的首饰等。

（2）增加患者对淋巴水肿的认知度，淋巴水肿可以防治，但难于治愈。患者在日常生活当中的行为方式与患者的认知度及依从性密切相关，提高患者的认知度和依从性有利于减少并发症的发生，提高其生存质量。

（3）家庭支持：

无论任何疾病的康复都离不开家庭成员的支持，特别在漫长的淋巴水肿治疗过程中，家庭成员能学会简单的CDT手法帮助患者在日常生活中承担部分工作压力对患者是非常有帮助的。

（杜妍华　文子函）

 乳腺癌术后积液产生的原因及预防措施有哪些?

乳腺癌根治术后，常可能会出现一些并发症。其中，最为常见的两种就是皮瓣坏死和皮下积液，这两种并发症是不会危及患者生命的。不过，它们会对术后治疗造成一定的影响，那么，术后积液产生的原因有哪些?

积液是指皮瓣与胸壁或腋窝间有液体积聚造成皮瓣不能紧贴于创面。常见的形成原因有：①引流不畅使创面的渗出液不能及时引出而积聚；②创面内血液凝固形成凝血块，不能引流出以后液化形成积液；③手术过程中一些小的淋巴管损伤未结扎，伴引流不畅形成积液；④皮瓣下脂肪组织坏死液化形成的积液；⑤皮瓣张力过大使伤口不易覆盖以及引流管拔除过早等也有一定的关系。

了解积液形成的原因后，除了术中彻底止血和结扎淋巴管、术后放置负压引流管、皮瓣与胸壁缝合固定等主刀医生可采取的措施之外，术后医患双方还可以做些什么来减少术后积液呢?

首先，医患双方应重视术后包扎。在包扎的时候，必须将无效腔消灭，在锁骨和腋下的位置添加一些碎纱，在创面外填上适当的敷料，最后运用恰当的方法进行包扎就好了。包扎时的张力一定要控制好，如果太小，就很容易产生积液，如果太大，会对皮瓣的血运造成影响。此外，术后初期尽量减少患侧上肢的活动，这样可以减少伤口愈合初期因患肢活动牵动创口引起的组织液和淋巴液增多。我们可以用三角巾固定住患肢，以限制患肢的活动。最后，适时地拔除引流管对减少术后积液也很重要。如果拔除引流管过早，就很容易让皮下积液的发生率提升；而如果拔除引流管过晚，影响术后的康复训练，也不利于患肢后期的抬举伸展恢复。

对于切口已经完全愈合的患者，如果每日皮下积液引流量不多可不予处理，待积液量达到一定量后皮下压力达到一个平衡值，积液量就不会再增加，大约半月到一个月的时间积液会自行吸收消失。如果局部胀痛症状明显，可以临时穿刺将积液抽吸干净来减轻症状。

综上所述，乳腺癌术后皮下积液是乳腺癌术后的一种常见并发症，给予适当的处理均可以逐渐消失，患者不必有太大的心理负担。

（孔舷淑　王月）

8 乳腺癌手术方式的选择——全切？还是保乳？

目前包括手术、放疗、化疗、内分泌治疗及靶向治疗等在内的规范化综合治疗已成为乳腺癌治疗的标准流程，极大地改善了乳腺癌患者的生存结局，但外科手术仍在绝大多数乳腺癌患者的治疗中仍占据主要地位。随着人们对乳腺癌认识的逐步加深，乳腺癌的手术方式也发生了根本性的改变，不再是简单的"广而切之",而是更多地从精准医疗的角度出发,为患者"量体裁衣",制定更为优化的个性化手术治疗方案。那么,接下来我们将对乳腺癌的术式及相关问题进行一一介绍。

1. 乳腺癌根治术

学者Halsted于1894年率先进行了乳腺癌根治术,手术范围包括切除乳房、胸大肌、胸小肌及清扫腋窝淋巴结,这一术式的开展,使得乳腺癌的5年总生存率达到40%,是未接受手术者的2倍。而随着知识体系的不断完善,学者Auchincloss在根治术的基础上,保留了胸大肌和胸小肌,这便是沿用至今的乳腺癌改良根治术,而这一手术方式,也是目前最为常见的乳腺癌手术方式之一。

乳腺癌改良根治术由于需要完整切除乳房组织及腋窝淋巴组织,其术后将会出现皮肤缺损和不同程度的淋巴系统回流障碍,容易导致胸壁、患侧上肢明显的麻木刺痛感,有些患者可能会出现上肢水肿;同时乳房缺失、难看的疤痕对女性形体的影响也可能导致女性的一系列心理问题。

而对于部分病期较早,影像学提示腋窝淋巴结尚未出现癌转移的患者,她们有机会通过单侧乳房切除术联合前哨淋巴结活检,避免腋窝淋巴结清扫。前哨淋巴结,实际上就是指乳房淋巴结进入腋窝淋巴结的第一站淋巴结,通过在肿瘤周围注射放射性物质和/或显影剂准确找到前哨淋巴结(3~4枚)进行病理检查,从而明确前哨淋巴结是否已经出现癌转移。如果前哨淋巴结含有癌细胞,则需进行腋窝淋巴结清扫手术;如果没有癌细胞转移,则可能不需要进一步的淋巴结手术,从而有机会降低患者术后上肢水肿的发生率。

2. 保乳手术

随着放疗技术的日趋完善，保留乳房的乳腺癌手术逐渐得到重视，而一系列临床研究也证实，保乳手术具有和改良根治术同样的生存率，而局部复发率不劣于乳房全切，从而使得保乳手术成为乳腺癌的规范术式之一。

保乳手术要求完整切除乳房肿瘤和周围部分正常组织，通过达到切缘阴性，从而有效降低局部复发率。术后要求患者需要接受放射治疗，如果患者也要接受化疗，则放疗会延后至化疗结束后再进行。既往早期保乳手术的适应证包括：肿瘤直径小于3cm；为单发病灶；肿块不能位于中央区等，而目前随着新辅助化疗的不断发展，保乳适应证也在不断更新，例如乳房肿瘤较大的患者，可以通过新辅助化疗使肿块缩小后获得保乳机会；位于同一象限的多发病灶、未累及乳头乳晕区的中央区病灶若能保证切缘阴性，也有机会接受保乳手术。

3. 乳房重建手术

随着外科手术技术的不断发展，对于一部分对乳房外形要求较高，但又并不适合进行保乳手术的患者而言，可以选择在乳房切除后联合乳房重建手术，这一手术方式也为她们提供了更多的治疗选择。

有部分患者由于认知差异，往往会将重建等同于美容隆胸，并且认为重建会影响治疗效果。但实际上，乳房切除联合乳房重建手术不仅可以通过手术获得治疗效果，更能满足患者形体的需求，改善生活质量。

目前最常见的乳房重建方式包括假体重建、自体组织重建及二者结合的方法。从理论上而言，任意组织皮瓣都可以用来进行乳房重建，最常用的自体组织包括背阔肌肌皮瓣、带蒂横型腹直肌肌皮瓣（TRAM）、腹壁下血管穿支皮瓣（DIEP）、臀上动脉穿支皮瓣（SGAP）等。

　　总而言之，乳腺癌的手术方式的选择需要从患者的主观意愿出发，结合影像学资料、肿瘤的分期及位置、遗传因素等多方面综合考量，在保证治疗效果的前提下兼顾生存质量。

（张季　杨思原）

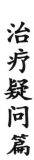

治疗疑问篇

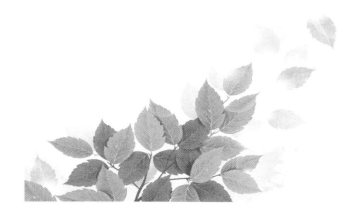

1 乳腺癌是不治之症吗?

患了乳腺癌无疑是一件严重的事情,但是否得了乳腺癌就意味着被宣判了死刑呢? 很多人有这样一个误区,认为乳腺癌是不治之症。

其实乳腺癌完全是一种可以治疗的疾病,在所有的癌症中,乳腺癌的预后是相对较好的,关键是要做到早期发现、早期治疗。很多早期的乳腺癌,经过手术根治,术后配合辅助化疗、放疗、内分泌治疗或靶向药物等治疗,临床治愈率可以达到90%。早期乳腺癌患者经合理、规范治疗后5年生存率可达到90%以上。

就算是一些乳腺癌发现的时候就是晚期,已经有多发转移甚至远处转移,比如肝转移、脑转移等,也可以通过系统、规范的综合性的治疗,以及一些局部治疗,也是可以控制病情发展,延长生存期的。

(杨寿涛　普永丽)

2 化疗可以通过外周血管输注吗?

乳腺癌患者常用化疗药物的局部反应主要为对组织的刺激性和腐蚀性。如果输注时发生局部渗漏,可引起组织疼痛、肿胀、形成局部硬结、纤维化痉挛和溃疡,以及栓塞性静脉炎,严重时可以引起局部组织坏死。发生静脉炎时,还可引起局部皮肤色素沉着。

首先,如果从外周血管输注刺激性的化疗药物,可以引起输注的血管发红、硬化、萎缩、变黑。通常患者的疗程还没有结束就已经没有可以进行输液的血管。

其次，如果从外周血管输注pH值高、浓度大、影响细胞代谢功能的化疗药物时，可以刺激血管，使血管内二氧化碳蓄积，血管内压升高，从而造成该血管的通透性增加，导致化疗药物外渗。

另外，输注化疗药物过程中因为患者的活动，稍有不慎，就可能发生"漏针"，从而造成药液渗漏，当刺激性强的化疗药液渗漏至皮下时，可引起严重的局部反应，表现为剧烈地烧灼样疼痛，严重者可出现皮肤及皮下组织坏死，形成经久难愈的溃疡。

为避免发生化疗药物渗漏引起的一系列不良后果，乳腺癌患者化疗时，一般不建议从外周血管输注化疗药物，尽可能采用粗、大、直、弹性好的深静脉进行化疗药物的输注，可以选择经留置PICC导管、静脉输液港、中心静脉导管输注化疗药物。

（李碧秀　杨靖）

 化疗真的那么可怕吗？患了乳腺癌能不化疗吗？

化疗是一种治疗癌症的重要方法，大多数的癌症治疗都通过化疗来杀死癌细胞，达到抗肿瘤的目的。针对乳腺癌来说，化疗运用广泛且效果明显，规范的化疗可以最大限度地杀死癌细胞，降低复发转移风险。

在乳腺癌治疗中，化疗不仅可以作为一种辅助治疗被运用于手术后，同样可以针对肿瘤病灶大、分期晚、分子分型差的乳腺癌在术前被加以运用，为这部分患者赢得手术机会，改善预后，延长生存期。除了以上两种用途，针对晚期复发、转移的乳腺癌患者，化疗也同样是一种重要的治疗方法，能很好地发挥抗肿瘤的作用。

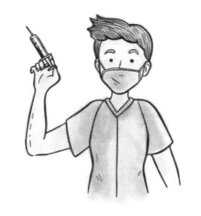

然而，化疗虽然对癌细胞的杀伤作用强大，其对正常细胞也有损伤，这就是化疗副反应。化疗的副反应包括心脏毒性，可出现心律失常、心功能不全等，恶心、呕吐、腹泻等消化道反应，肝酶、胆红素升高等肝脏毒性，排尿困难、尿频等肾脏毒性，血液学毒性，包括化疗所致的白细胞、血小板降低等，以及化疗可损害皮肤黏膜，可出现脱发、皮疹、皮肤瘙痒、皮肤色素沉着等，化疗还可出现过敏等副反应。

针对一些可能出现且严重的副反应给予预防处理能减少副反应的发生，即使化疗后出现不可耐受的副反应，也有相应的处理及治疗措施。例如乳腺癌患者化疗后常见的脱发和骨髓抑制。乳腺癌患者几乎都是爱美的女性，大多数不能接受脱发。若化疗后出现脱发，选择喜欢的假发和丝巾佩戴均可改善美观，且化疗结束后头发还会长出来，不必过度担心。骨髓抑制主要为外周血中白细胞、血小板降低，严重时红细胞也会降低，三者降低严重时可出现感染、发热、乏力、出血等症状，但针对骨髓抑制也有预防处理措施，包括长效、短效人重组粒细胞刺激因子、促血小板生成素等药物。此外，并非所有乳腺癌患者都需要接受化疗，如病理类型为导管内癌，或分子分型为LuminalA型并通过基因检测为低度复发风险的分子分型为LuminalA型的患者是无须化疗的。

化疗虽然存在很多副反应，但只要合理地预防处理，化疗对乳腺癌患者来说利大于弊，他能很好地抗击肿瘤细胞，降低患者的复发转移风险，改善预后。

（吴雪梅　刘念秋）

 乳腺癌患者化疗引起脱发怎么处理？

乳腺癌的主要治疗手段包括手术切除、化学治疗、放射治疗、内分泌治疗、生物免疫治疗、基因靶向治疗等，其中化学治疗起着举足轻重的作用。而化学治疗可能引起许多的副作用，包括恶心、呕吐、白细胞和血小板降低、口腔溃疡、腹泻、便秘、色素沉着和脱发等。但是，并不是所有的化疗药物或化疗方案都会引起脱发，脱发主要是化疗药物对头皮内的毛囊细胞具有损伤作用，脱发的程度不仅与药物的种类有关，还与化学治疗的强度有关。

脱发，本身对患者的病情没有什么不良的影响，主要是患者自身的一些不良的感受，从而降低了患者对化疗治疗的

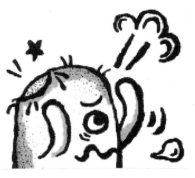

依从性。就目前来说，还没有可以彻底阻止化疗引起脱发的方法，在使用一些可以引起脱发的化疗药物时，多数患者在第二、三个疗程之后开始出现脱发。化疗结束3～6个月

后，可能会长出新的头发，新长出的头发发质和颜色可能会发生变化。比如：原来是白发，长出来的是黑发；原来是直发，长出来的是卷发等。

为了防止和减少化疗引起的脱发：

（1）化疗前后禁止染发或烫头发，避免损伤发质。

（2）长发会消耗头皮更多营养成分，在化疗后比短发容易脱落，长发患者可以在化疗前将长发修剪成短发。

（3）化疗时，可以使用冰帽以降低头皮局部温度，从而减少血液循环和降低新陈代谢，以减少化疗药物对头皮局部的作用。

（4）尽量使用温水洗头，避免选用刺激性大的洗发产品，禁止用高温电吹风吹干头发，尽可能将头发用温风吹干或自然晾干。

（李碧秀　王海瑞）

5　一侧患乳癌，两侧都要切吗?

所有手术都要有手术指征，需要切除的器官和组织才会被切除，不需要切除的就会保留下来。例如，一侧乳房有癌细胞，另外一侧乳房没有癌细胞，那就切除有癌细胞的一侧乳房就行。

在乳腺癌的手术中，却有一种"预防性双乳切除术"，将健康的没患癌的乳房组织也切除掉。美国外科肿瘤学会（Society of Surgical Oncology）虽然建议，乳腺癌高危女性（必须是自愿）可以考虑接受预防性双乳切除术，但也缺乏证据显示，切除双侧的乳房能够延长高危女性的寿命。也就是说，如果没有高危因素，只有一侧乳房发现癌细胞的患者，没有必要切除另一侧乳房。

（李析胤　王淋）

 如何正确认识乳房重建？

外科手术是乳腺癌综合治疗中的主要方法，很多时候为了肿瘤的"安全"，不得不"牺牲"乳房的外形。也就是说局部治疗的彻底性和患者乳房外形的完整性、美观度往往不可兼得，所以很多患者都误以为"要命就不能要乳房"，这种想法是错误的。

首先只要能对乳腺肿瘤做到早诊早治，就有机会避免很大范围的切除乳房腺体，做一个保留乳房的手术。但也有些肿瘤初诊时，由于肿瘤本身的因素，无法保留乳房，这个时候也不要灰心，因为失去生病的乳房，仍然可以有办法重建"新的乳房"。越来越多的循证医学证据显示，在部分乳房切除或全乳切除的同时或延期行乳房修复/重建手术，不仅不会影响患者的预后，还可以获得良好的美容效果，改善患者的生活质量。

从重建的时机来说，重建乳房可分为一期重建和二期重建。一期重建就是在切除乳房的同时就进行乳房重建，优点是可以尽量保留原乳房健康皮肤，甚至乳头乳晕，使重建乳房具有良好的外形，同时也使患者免受二次手术的痛苦。这需要患者和医生之间有充分的沟通，让医生了解患者这方面的需求，也需要医生具有这方面的技术支持，才能完成一期乳房重建。二期乳房重建即是乳房手术前期已完成，在进行完所有乳腺癌综合治疗数年后，再进行乳房重建。这样的优点是患者已经完成放化疗，身体恢复，同时对于恶性程度高的患者，也度过了易复发转移的观察期，这时候生理和心理都稳定了，进行重建恢复会较快。缺点是如果一期乳房切除手术时未考虑二期重建的外形需求，可能造成的缺损，塑形困难程度也较大；一期手术所遗留的疤痕有时二期也很难进行掩盖；一部分一期有保留乳头乳晕机会的患者已被切除，只能选择二期乳头乳晕重建术。另外患者要接受二次手术，多数患者会因为恐惧而放弃重建。

　　从重建的方式来说，重建乳房可以分为植入物乳房重建和自体组织乳房重建。对于乳房偏小、没有下垂的患者，选择植入物乳房重建应该是创伤小、效果好的最佳选择。如果需要术后放疗的患者，因为放疗对组织的影响，可能造成植入物破裂，所以就需要将重建分两步完成：第一步，切除乳房的同时放入扩张器，术后进行放疗；第二步放疗结束半年到一年左右，放疗区域皮肤恢复正常时，再次手术，将扩展器取出，植入永久植入物，同时对于外形不满意的地方，可以进一步调整。自体乳房重建就是运用身体不同部位的组织转移来重建乳房。常用的部位有腹部皮瓣、背阔肌皮瓣、臀大肌皮瓣、股内侧皮瓣。

　　背阔肌皮瓣是最早广泛用

于乳房重建的自体组织，这个皮瓣因为离乳房距离近，带蒂转移就可塑形乳房，所以安全、简单方便。缺点是背阔肌皮瓣组织量有限，对于乳房偏大的患者，不足以塑形成为和对侧乳房对称的"新乳房"，所以有时候需要联合植入物一起重建乳房。对于拒绝植入物方式的患者就无法满足要求。

腹部皮瓣是最常用的自体组织乳房重建的方式，可以分为带蒂腹直肌肌皮瓣乳房重建（TRAM）和游离腹直肌皮瓣乳房重建（DIEP）。通常中年妇女腹部都有多余的脂肪，将这块脂肪转移至胸部做成"新的乳房"，既可以重建乳房又可以减少腹部赘肉、缩腰塑形，一举两得，所以适合中年发福的患者。这个手术供区创面大，手术疤痕长，但隐蔽。因手术对腹壁的损伤，可能造成腹壁薄弱，所以未生育患者是不选用这种方式进行重建的。

臀大肌皮瓣就是用臀部外侧多余脂肪进行乳房重建，对于西方人这个部位较丰满，供区疤痕隐蔽，运用也较多，但对于中国人的体形适合这个方式的人是不多的。股内侧皮瓣就是运用大腿内侧的脂肪进行乳房重建，供区疤痕隐蔽，这个对于下肢粗壮，而其他部位没有多余脂肪的人也是很好的选择。以上三种乳房重建的方式均属于较大的手术，涉及显微外科技术，对于医生要求也很高，所以患者术前需要了解相关情况，充分和医生沟通选择合适自己的方式。

随着乳腺癌综合治疗水平的提高，乳腺癌的治愈率逐年增高，这就意味着，患乳腺癌的女性有很长的生存时间，她该怎样去面对自己的身体、面对家庭和社会，所以有一个健全的躯体是关键。作为乳腺外科医生就是要结合整形外科的理念和手段，在保证肿瘤安全性的前提下对患者乳房进行整复甚至美容手术，使重建乳房成为每一位乳腺癌患者可以选择的权利。而作为患者也需要全面、科学地认识疾病，这样才可以重拾对生活的自信。

（聂建云　杨庄青）

乳腺癌常见化疗药物有哪些？

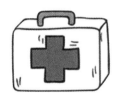

（1）烷化剂：又称烃化剂，是一类化学性质很活泼的化合物。烷化剂直接作用于DNA上，防止癌细胞再生，使癌细胞坏死。对恶性淋巴瘤疗效显著。主要不良反应有恶心、呕吐、食欲不振、脱发、抑制骨髓、白细胞减少、月经紊乱。

常见用于乳腺癌的烷化剂：环磷酰胺

（2）抗代谢药：干扰DNA和RNA的合成，不良反应主要为胃肠道反应，重者血性下泻而死；骨髓抑制、脱发、共济失调等；因刺激性可致静脉炎或动脉内膜炎;偶见肝、肾功能损害。

常见用于乳腺癌的抗代谢药：氟尿嘧啶、氨甲蝶呤、吉西他滨

（3）抗肿瘤抗生素：通过抑制酶的作用和有丝分裂或改变细胞膜来干扰DNA。为细胞周期非特异性药物，广泛用于对癌症的治疗。主要不良反应包括心脏毒性、骨髓抑制、消化道反应、脱发等，其发生变态反应者罕见。

常见用于乳腺癌的抗肿瘤抗生素：阿霉素、表阿霉素、脂质体多柔比星

（4）植物碱类：抗肿瘤植物成分都是植物碱和天然产品，可抑制有丝分裂或酶的作用，从而防止细胞再生必需的蛋白质合成，常与其他抗癌药合用于多种癌症的治疗。主要不良反应有四肢麻木、感觉异常、全身乏力、肌肉疼痛，还可致脱发，偶见发热、恶心、呕吐。

常见用于乳腺癌的植物碱类：紫杉醇、多西他赛、紫杉醇酯质体、长春瑞滨

（5）其他：顺铂、卡铂、白蛋白紫杉醇

（张季　肖琼）

 常见化疗药物不良反应有哪些?

1.阿霉素、表柔比星、吡柔比星

（1）消化道反应：恶心，呕吐（中－高度致吐风险）

（2）骨髓抑制：粒细胞减少

（3）心脏毒性：心肌损伤，心力衰竭

（4）外周静脉炎：尽量避免外周静脉给药

2.紫杉醇

（1）过敏反应：发生率39%，严重为2%，需要地塞米松、西咪替丁、苯海拉明预处理。

（2）骨髓抑制：粒细胞减少

（3）神经毒性：周围神经病变，表现为轻度麻木和感觉异常

（4）心脏毒性：低血压，无症状的心动过缓肌肉关节疼痛

（5）消化道反应：恶心，呕吐（低度致吐风险）

3.多西他赛

（1）骨髓抑制：粒细胞减少

（2）过敏反应：部分病例可发生严重过敏

（3）体液潴留（水肿，体重增加，积液）：需要地塞米松预处理

（4）神经毒性：周围神经病变，表现为轻度麻木和感觉异常

（5）心血管系统：低血压，窦性心动过速

（6）脱发，乏力，肌肉关节疼痛

（7）消化道反应：恶心，呕吐（低度致吐风险）

4.紫杉醇（白蛋白结合型）

（1）骨髓抑制：粒细胞减少

（2）过敏反应：严重过敏少见，部分患者表现为皮肤瘙痒和皮疹

（3）神经毒性：表现为轻度麻木和感觉异常

（4）心血管系统：低血压，心动过缓

（5）脱发，乏力，肌肉关节疼痛

（6）消化道反应：恶心，呕吐（低度致吐风险）

5.长春瑞滨

（1）骨髓抑制：粒细胞减少、贫血

（2）神经毒性

（3）外周静脉炎：尽量避免外周静脉给药

（4）消化道反应：恶心，呕吐（低－中度致吐风险）

6.吉西他滨

（1）骨髓抑制：粒细胞减少、血小板减少

（2）消化道反应：恶心，呕吐（低度致吐风险）

（3）过敏反应：皮疹、瘙痒（10%）

（4）肝功能增高

7.卡培他滨（希罗达）

（1）消化道反应：恶心，呕吐（轻微致吐风险）

（2）手足综合征：发生率50%，表现为麻木，感觉异常

（3）皮肤红斑，脱屑，水泡，疼痛

（4）全身不良反应：乏力，黏膜炎

（5）骨髓抑制：粒细胞减少

8.曲妥珠单抗（赫赛汀）

（1）输液反应：第一次输注本药时，约40%患者会出现通常包括寒战和/或发热等的症候群

（2）心脏毒性：心力衰竭，左室射血分数下降，每3个月行心脏超声检查

（张季　肖琼）

9 化疗患者如何选择静脉输液留置管?

乳腺癌是目前女性最常见的恶性肿瘤之一，目前乳腺癌的发病率居女性恶性肿瘤第1位，乳腺癌也是死亡率第2的恶性肿瘤。

对于乳腺癌患者的治疗，新辅助化疗及辅助化疗已经成为乳腺癌治疗的重要手段，为了避免输注过程中化疗药物泄露对患者造成严重后果，故化疗患者需留置静脉输液管，目前常用的静脉输液管只要有以下3种：

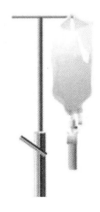

（CVC）中心静脉置管、（PICC）经皮外周静脉穿刺中心静脉置管、（TIVAP）植入式静脉输液港。

不同方式输液置管各有优缺点，下面将介绍各自优缺点以供患者在选择时进行参考。

1.（CVC）中心静脉置管

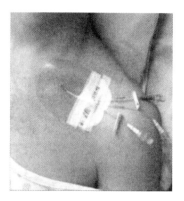

2.（PICC）经皮外周静脉穿刺中心静脉置管

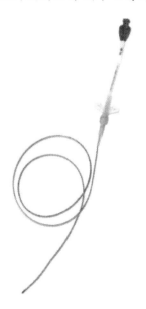

3. (TIVAP) 植入式静脉输液港

表 5 静脉留置管优缺点分析

静脉留置管方式	优点	缺点	并发症
(CVC) 中心静脉置管	①短期化疗经济实惠；②置管方便快捷；③单次穿刺痛苦小；④患者不需带管离院，易接受	①长期化疗总费用高；②反复穿刺致血管损伤；③反复穿刺带来的恐惧及疼痛	导管相关并发症：①感染；②反复穿刺致血管病变，损伤；置管并发症：①气胸，血胸；②心律失常；③导管异位；④静脉血栓
(PICC) 经皮外周静脉穿刺中心静脉置管	①一次操作，可留置管时间长，无须反复操作；②操作相对简单；③操作准确，直观，安全；④费用适中	①因部分管体外露，需每周护理冲管，护理相关费用高；②管体外露增加感染风险；③置管长度长，血栓，堵塞，导管异位风险高；④影响美观，隐私性差	①感染风险较高；②血栓形成风险高；③导管堵塞；④肢体肿胀；⑤导管异位；⑥敷贴过敏；⑦导管断裂；⑧血管损伤；⑨导管夹闭综合征
(TIVAP) 植入式静脉输液港	①一次操作，可留置管时间长，无须反复操作；②港体位于皮下，安全美观，隐私性好；③导管护理间隔时间长；④不影响正常生活；⑤感染发生率低	①操作相对复杂，有一定技术要求；②有创操作，有一定痛苦；③费用相对较高	①感染风险（较低）；②血栓形成；③导管堵塞；④血胸，气胸；⑤导管异位；⑥港体外露；⑦导管断裂；⑧心律失常；⑨血管损伤；⑩导管夹闭综合征

通过对比以上三种临床常用静脉留置管的优缺点，希望对患者在选择静脉留置管时能有一定帮助，在临床实际中应根据患者具体情况选择适合患者的留置管，以给患者带来最大的获益。

（王佶 刘莉花）

10 什么是乳腺纤维腺瘤？

乳腺纤维腺瘤常见于青年女性。早在19世纪中叶，国外学者即对本病进行了阐述及命名。在对本病的认识过程中，曾被称为乳腺纤维腺瘤，纤维瘤、腺瘤等。实际上这仅仅是由构成肿瘤的纤维成分和腺上皮增生程度的不同所致。

一、发病特点

乳腺纤维腺瘤的发病率在乳腺良性肿瘤中居首位。高发年龄18～25岁，月经初潮前及绝经后妇女少见。

二、病因

卵巢功能旺盛，雌激素水平过高，调节失衡，加之患者对雌激素反应敏感，在雌激素的长期刺激下，引起乳腺腺上皮组织和纤维组织过度增生，结构紊乱，形成肿瘤。由于乳腺纤维腺瘤与性激素分泌旺盛有关，故此多发生在青年女性。

三、临床表现

乳腺纤维腺瘤可发生于任何年龄的妇女，多见于20岁左右。主要为乳房无痛性肿块，很少伴有乳房疼痛或乳头溢液。多为无意中发现，往往是在洗澡时自己乳房内有无痛性肿块，亦可为多发性肿块，或在双侧乳腺内同时或先后生长，但以单发者多见。肿瘤一般生长缓慢，怀孕期及哺乳期生长较快。

肿瘤外形多为圆形或椭圆形，直径一般在1～3cm，亦可超过10cm，甚或占据全乳，临床上称之为巨纤维腺瘤，青春期女性多见。质地韧实、边界清楚、表面光滑、活动，触诊有滑动感，无触压痛，肿瘤表面皮肤无改变，腋窝淋巴结不大。对该肿瘤的详细触诊，是对该病诊断的重要手段，仔细触诊，虽肿瘤光滑，但部分肿瘤有角状突起或分叶状。

四、诊断

乳腺纤维腺瘤的诊断一般较为容易，根据年轻女性、生长缓慢及触诊特点，如肿瘤表面光滑、质韧实、边界清楚、活动等，常可明确诊断。

对于诊断较困难的病例，可借助乳腺的特殊检查仪器、针吸细胞学检查甚至切除活检等手段，以明确诊断。

1.乳腺钼靶片

乳腺纤维腺瘤表现为圆形、椭圆形、分叶状，密度略高于周围乳腺组织且均匀的块影，肿瘤边界光滑整齐，有时在肿瘤周围可见一薄层透亮晕，病程长者可有片状或弧形钙化，但无沙粒样钙化。瘤体大小与临床触诊大小相似。乳腺钼靶拍片不宜用于青年女性，因为此阶段乳腺组织致密，影响病变的分辨，且腺体组织对放射线敏感，过量接受放射线会造成癌变。

2.B超

B超是适合年轻女性的无创性检查，且可以重复操作。肿瘤为圆形或卵圆形，实质性，边界清楚，内部为均质的弱光点，后壁线完整，有侧方声影，后方回声增强，B超可以发现乳腺内多发肿瘤。

3.切除活检

切除活检既是一种诊断手段，又是一种治疗手段。但对于有以下情况者不宜盲目行切除活检，宜收入病房，并在快速冷冻病理监测下行肿瘤切除活检。①患者年龄较大，或同侧腋下有肿大淋巴结；②乳腺特殊检查疑有恶性可能者；③有乳腺癌家族史者；④针吸细胞学有异形细胞或有可疑癌细胞者。

五、治疗

乳腺纤维腺瘤的治疗原则是手术切除。

1. 关于手术时机

（1）青春期腺瘤生长迅速，应尽快手术。

（2）对于已婚，但尚未受孕者，宜在计划怀孕前手术切除。妊娠后发现肿瘤者，宜在妊娠3~6个月间进行手术切除，因妊娠和哺乳可使肿瘤增长加速。

（3）对于年龄>35岁者，均应及时手术治疗。

（4）如肿瘤短期内突然生长加快，应立即行手术治疗。

2. 手术注意事项

因本病患者多为年轻女性，手术应注意美观性。放射状切口对乳腺管损伤较小，对以后需哺乳者较为适宜；环状切口瘢痕较小，更美观。乳晕附近的肿瘤可采取沿乳晕边缘的弧形切口；乳腺下部近边缘的肿瘤，可沿乳房下线作弧形切口，瘢痕更隐蔽。临床触摸不到的纤维腺瘤可以B超定位下手术治疗。

近年来，出于美学的要求，开展了麦默通微创手术治疗乳腺纤维腺瘤。麦默通微创旋切装置需在B超或钼靶X线引导下进行，切口一般选择在乳腺边缘0.3~0.5cm，术后基本不留瘢痕，且一个切口可以对多个肿瘤进行切除。但肿瘤最大直径应<2.5~3.0cm，术后加压包扎。该方法价格较为昂贵。

手术切除的肿瘤标本一定要送病理组织学检查，以明确诊断。

六、预后

乳腺纤维腺瘤手术时，应将肿瘤及周围部分正常乳腺组织一并切除，乳腺纤维腺瘤如能完整切除，则很少复发，但同侧或对侧乳腺内仍可发生异时性乳腺纤维腺瘤，仍应手术切除。

七、预防

建立良好的生活饮食习惯，避免和减少心理紧张因素，保持心情舒畅。控制高脂肪、高热量饮食的摄入，不乱服用外源性雌激素。掌握乳房自我检查方法，养成每月一次的乳房自查习惯，若发现原因不明的乳腺结节，应及时去医院诊断，积极参加乳腺癌筛查。

（杨寿涛　刘秋）

11 肿瘤患者化疗饮食有什么要求?

饮食是维持人体生命活动不可缺少的物质基础，是人体脏腑、四肢百骸得以濡养的源泉，是气血津液化生之源，同时通过营养支持和代谢调理可让体质差不能耐受化疗的患者顺利完成治疗，改善患者的生存质量，延长其存活时间。因此肿瘤患者化疗期间合理饮食就显得尤为重要。

一、化疗期饮食

食物尽量做到多样化，多吃些高蛋白、多维生素、低动物脂肪的食物。平时多吃些新鲜蔬果，不要吃刺激性的食物，不要吃碳酸饮料等产气类食物。主食要注意粗细搭配，注意营养均衡。

1. 增加食欲

要刺激食欲防止呕吐，就要注意改变烹调的方法，烹调时要注意色、香、味俱佳、饮食清淡；多吃煮、炖、蒸等易消化的食物；少食多餐、不吃油煎食物。富含硒的食品可以明显地减轻化疗药物所致的胃肠道反应。可以吃些清淡爽口的凉菜。

饮食当中可以加些生姜止呕，也可以吃些药膳开胃健脾。

2. 高蛋白、高热量饮食

恶性肿瘤疾病属于消耗类疾病，由于癌症患者体内蛋白质分解高，合成代谢功能低，处于负氮平衡状态，故对蛋白质的需求量增加；再者，化疗会让患者消化功能受损，产生恶心呕吐症状，有些患者甚至不能正常进食，造成营养不良。因此，应以优质蛋白为主，如肉、蛋、鱼、虾、奶、豆制品等。同时可配合药膳，如党参、黄芪、当归、红枣、花生等。

3. 蔬菜、水果

为了减少在化疗过程当中出现便秘情况，要多吃些富含维生素的蔬菜和水果，还要吃些抗癌的食物，例如芦笋、海带、海藻等。

4. 饮水

化疗期间患者应多喝水（每日饮水不少于1500mL），既有利于纠正水电解质紊乱，又可加快体内化疗毒物的排出；发热、腹泻或出汗时要适当补充食盐；心肾功能不全者应控制水和钠的摄入。

二、恢复期饮食

1. 提高人体免疫力

饮食中增加含高分值多糖的食物，这些食物不但能够达到增强患者身体免疫力的作用，而且其中的某些成分还能够对癌细胞起到杀灭作用，例如：香菇、冬菇等。患者多吃有助于升高白细胞的食物，如：甲鱼汤、薏苡仁粥等均是很好的选择。

2. 选用合理平衡饮食

为患者制作食谱时尽可能做到清淡、高营养和优质相结合，质软易消化和富含维生素、微量元素的食物。如，枸杞、牛奶、胡萝卜等具有护肝作用，减少药物对肝功能的损害。芦笋具有助眠、镇定作用，做成芦笋粥让患者服用对改善患者烦躁、失眠症状有很好的效果。

3. 适当选用中医饮食疗法

灵芝粥对血癌、肝癌、生殖器官癌、转移癌等癌症均有治疗效果；玉米粥不仅能抗癌，还可以调中和胃，有综合性的保健作用；百合粥具有止咳、止血、开胃的作用，适用于肺癌；南瓜粥可以消除亚硝胺的致癌作用。中药薏苡仁中能够对癌细胞起到阻止作用的成分是镁，应用后降低癌细胞的活力，对减轻疾病严重程度有利，并且能够缓解一些药物所带来的不良反应，提升治疗安全性。红枣也建议多吃，红枣中含有较多的维生素，在摄入后有助于增强患者的造血功能。

三、禁忌

不吃酸渍（不包括糖醋味）、霉变、烧烤、烟熏食品以及含色素、香精的食物；建议不饮酒，尤其禁饮烈性酒；不吃油腻和生冷食物；限制腌制食物和食盐的摄入量。

（杨寿涛　冯彬）

12 肿瘤患者化疗呕吐如何处理？

化疗在诸多消化道毒性反应中以恶心、呕吐最为常见，导致患者进食减少，体重减轻，机体抵抗力下降，增加了患者对再次化疗的恐惧感，严重的呕吐可致病人出现水、电解质、酸碱平衡紊乱，造成病人精神紧张及焦虑，影响治疗的继续进行。

一、环境与宣教

为患者营造一个良好的治疗氛围，保证病房空气清新，创造一个安全、舒适、整洁的就餐环境。

多与患者交流，应语言亲切、态度和蔼，以赢得患者的信任。化疗前，依据患者的文化程度、年龄及化疗方案等，具有针对性地将可能出现的不良反应、预防对策和注意事宜等详细告知患者，让患者做好心理准备。倘若患者首次化疗时出现严重的恶心、呕吐反应，再次化疗时便会产生恐惧心理，此时应对患者进行心理疏导，以减轻其不良情绪。充分与家属沟通，让家属了解化疗的常见消化道不良反应，化疗期间给予患者饮食上的调整与营养合理搭配；并多给予患者心身关怀，以提高患者的信心，促使其积极配合治疗。另外，还可通过看电视、听音乐、聊天等方式来转移患者的注意力，缓解患者的紧张情绪。

二、饮食指导

化疗期间应叮嘱患者避免食用辛辣、刺激、生硬、油腻等食物，尽量多食用易消化、营养高、新鲜、清淡的食物。倘若患者出现较为严重的呕吐症状，不可勉强患者进食，可让患者食用粥、清汤等半流质或流质食物，少食多餐。同时，还应鼓励患者饮用一些盐水、糖水或果汁等，以补充水分。另外，应依据患者口味为患者合理安排饮食，尽量保证饮食的多样性，以促进患者食欲。其次，应依据化疗药物出现呕吐的时间来适当地调整饮食方式，在化疗前后1~2小时内尽量不要饮食，尽量不要与正在进食或烹饪者接触，治疗前3~4小时可适当多食，遵循少量多餐的原则，每天可进食5~6次，如胃充盈度低、胃内压力小，胃酸分泌也会随之减少，这样便可以减小食物返流的概率。

三、辅助疗法

多种非药物治疗方法，如心理辅导和对患者感受的关注、冥想法等心理干预方法对改善患者恶心呕吐的发生和严重程度有积极作用。正性心理暗示，实施合理个体心理暗示措施，产生"望梅止渴"效应，可以减轻患者痛苦、改善生活质量，提高治疗效果。

研究证实，包括心理护理、健康教育、社会家庭支持、松弛疗法等在内的综合干预能够减少恶性肿瘤患者化疗中恶性呕吐的发生率。

四、药物治疗

5HT-3拮抗剂的应用：目前国内一般采用受5HT-3体拮抗剂（包括昂丹司琼，格雷司琼等）联合地塞米松治疗恶心呕吐，止吐剂5HT-3受体拮抗剂联合地塞米松是国外临床上治疗恶心呕吐最常用的方案。

NK-1受体拮抗剂的应用：神经激肽1（NK-1）受体拮抗剂联合应用5HT-3受体拮抗剂和地塞米松效果显著优于常用方案，尤其是对中高度致吐化疗药物所诱发的恶心呕吐的疗效显著，不良反应轻。

其他药物应用：依据每年更新的NCCN止吐治疗指南推荐，在化疗呕吐时，加用使用抗精神类药物，如奥氮平，劳拉西泮或阿普唑仑等。

五、中医治疗

传统中医学认为脾胃运化失常是化疗导致恶心呕吐的关键。临床治疗上主以和胃降逆为法，包括针灸治疗、中药治疗、按摩及中西医结合治疗。在针灸治疗中，主要有针刺、电针、耳穴按压、耳穴埋豆、穴位贴敷、穴位注射、脐疗等。

（杨寿涛　冯彬）

13 什么是副乳?

副乳是存在于人体正常乳房外的一至多对乳腺,是一种最常见的乳房发育异常。男女均可发生,女性多见于男性,约为5:1。

哺乳动物在胚胎6周时,沿胸腹前壁两侧自腋部至腹股沟的"乳线"上形成多对乳房始基。随着生长发育,低等哺乳动物均发育成乳房,人类作为一种高等哺乳动物,在胚胎发育至9周时,除了胸前一对乳房继续保留外,其余基本退化,如果某一对或多对乳腺始基没有及时萎缩而继续发育,出生后就形成副乳,也称为"多乳房症"。

副乳与正常乳腺一样,受内分泌影响而产生周期性变化,可随月经变化而出现疼痛或肿胀,甚至在哺乳期,部分副乳腺还具有泌乳功能。到了更年期,和正常乳腺一样,出现萎缩。

副乳一般在腋前或者腋下,也有发生在胸部正常乳房的上下、腹部、腹股沟等部位,易被误认为皮下结节、色素痣、淋巴结或肿瘤。

(杨庄青 王文欢)

14 副乳需要治疗吗?副乳会不会得乳腺癌?

副乳腺是一种发育异常的乳腺组织,所以无论任何部位的副乳腺都可能发生炎症及良、恶性肿瘤。因此,应定期进行自检及专科检查,提高早诊早治。若发现异常,应尽早至专科医院进行治疗。

(杨庄青 王文欢)

15 什么是乳腺癌靶向治疗？

近年来，靶向治疗在乳腺癌的治疗中起着十分重要的作用，那么什么是靶向治疗呢？顾名思义，靶向治疗就是针对肿瘤细胞的特有致癌位点去设计相应的治疗药物，治疗药物能够特异性地与致癌位点相结合，使肿瘤细胞特异性地死亡，而不会波及肿瘤周围的正常组织细胞。

对于大家来说，乳腺癌最常见的靶向治疗就是抗HER-2治疗，也就是大家熟悉的曲妥珠单抗（赫赛汀），其他的还有帕妥珠单抗，拉帕替尼，吡咯替尼，奥拉帕尼，TDM-1等等。在临床中，HER-2阳性的乳腺癌具有恶性程度较高，侵袭性较强，进展较快，容易出现复发、转移等特点，在采用抗HER-2的靶向治疗外，结合放化疗、内分泌治疗等综合治疗手段后，能极大地降低复发率，提高生存率，改善预后等。

随着对乳腺癌发病机制的不断研究，除了HER-2这个靶点之外，越来越多的靶点被研究发现，比如说针对ESR的抑制剂氟维司群，针对MTOR的抑制剂依维莫司，针对BRCA基因突变的PARP抑制剂等等。目前来说，治疗乳腺癌靶向药物越来越多，治疗效果也各不相同。

（罗青松　李云芬）

16 什么是乳腺癌的内分泌治疗？

众所周知，乳腺是受雌孕激素调节的器官，激素在乳腺的生长发育过程中起着十分重要的作用。乳腺癌作为激素依赖性肿瘤，其表面也会存在雌孕激素受体的过表达，这一部分的患者可以运用阻断雌孕激素受体的药物，从而达到控制肿瘤生长，甚至杀灭肿瘤的目的，这就是我们内分泌治疗的原理。同化疗相比较，内分泌治疗具有疗效确切、毒性小、使用方便、无须住院、患者易于接受等优点。

要想明确你是否适合进行内分泌治疗，首先要将你的肿瘤样本送至病理科，进行雌孕激素受体的检测。如果检查结果表明你的肿瘤是雌激素受体阳性（ER+）或孕激素受体阳性（PR+）或双阳性，那么意味着你的肿瘤对激素敏感。你需要内分泌治疗。如果你的检测结果是阴性（ER–PR–），无论你的年龄大小，内分泌治疗将对你的肿瘤生长没有明显作用。

目前来说，内分泌治疗的常见药物包括他莫昔芬、托瑞米芬等，临床上适用于绝经前和绝经后妇女。另外一种常见药物包括来曲唑、阿那曲唑、依西美坦等，临床上适用于绝经后妇女，治疗效果优于他莫昔芬。

不同患者的维持时间不尽相同，有许多Luminal A型患者需要维持5年甚至10年的治疗时长，如果在内分泌治疗期间有生育要求，则需要至少暂停内分泌治疗6个月。

内分泌治疗药物不同副反应也不尽相同，但常见的副反应有潮热、烦闷、骨质疏松症等不良反应，潮热、烦闷一些患者在服用一段时间药物后可逐渐耐受，若潮热等反应明显影响生活质量可考虑换药；骨质疏松症可服用以钙尔奇为代表的钙补充剂。

（邹天宁　罗青松）

17 乳腺癌患者化疗后恶心、呕吐，可以使用胃复安吗?

"胃复安"又叫作"甲氧氯普胺"，在恶心、呕吐的预防和治疗中应用十分广泛。但对于乳腺癌患者化疗后出现的恶心、呕吐，不建议患者使用"胃复安"，具体原因还得从它们之间的相互作用说起。

甲氧氯普胺具有强大的中枢性镇吐作用，亦能阻断下丘脑多巴胺受体，抑制泌乳素抑制因子，间接促进泌乳素的分泌。泌乳素异常升高可进一步刺激雌激素合成，或抑制孕激素和促卵泡激素、黄体生成素分泌，使雌激素的相对含量及活性增高，导致雌二醇长期过度刺激乳腺组织，造成乳腺病变。

同时，乳腺癌细胞自身也会产生泌乳素，调控合成泌乳素诱导蛋白，这类蛋白通过一定的途径加快细胞周期，促进乳腺癌细胞的转移。

综上所述，乳腺癌患者化疗后出现恶心、呕吐，不建议使用"胃复安"。

（邹洁雅　李析胤）